健身气功通用教材

健身气功·五禽戏

国家体育总局健身气功管理中心 编

人民体育出版社

图书在版编目（CIP）数据

健身气功. 五禽戏 / 国家体育总局健身气功管理中心编. -- 北京：人民体育出版社, 2019 (2023.9重印)
健身气功通用教材
ISBN 978-7-5009-5421-7

Ⅰ. ①健… Ⅱ. ①国… Ⅲ. ①气功－健身运动－教材 ②五禽戏(古代体育)－教材 Ⅳ. ①R214②G852.9

中国版本图书馆CIP数据核字(2022)第058263号

*

人民体育出版社出版发行
三河兴达印务有限公司印刷
新 华 书 店 经 销

*

787×960　16开本　15.5印张　174千字
2019年8月第1版　2023年9月第5次印刷
印数：16,001—19,000册

*

ISBN 978-7-5009-5421-7
定价：49.00元

社址：北京市东城区体育馆路8号（天坛公园东门）
电话：67151482（发行部）　　邮编：100061
传真：67151483　　　　　　　邮购：67118491
网址：www.psphpress.com

（购买本社图书，如遇有缺损页可与邮购部联系）

编委会

主　　任：常建平
副 主 任：杨战旗　辛　沂
编　　委：郭善儒　陶祖莱　宋天彬　王若涛
　　　　　虞定海　杨柏龙　石爱桥　刘天君
　　　　　崔永胜　朱晓峰　丁丽玲　盖　超

首席顾问：陶祖莱
主　　编：虞定海
副 主 编：牛爱军　崔永胜
参编人员：司红玉　王　林　陈　静

总　序

　　气功作为中华民族的文化瑰宝，是一门研究自我身心和谐的学问。据现有资料考证，气功至少已有五千多年的历史。其源起与人类的形成同步，盛行于新石器时代。在春秋战国时代，与百家诸子的学说相结合，形成了完整的理论体系。秦汉以降，流行于社会多阶层。汉季，佛教东渐、道教兴起，气功实践与宗教修行相结合，之后在魏晋、隋唐以至明清，又经历数次繁荣昌盛的阶段。大量实践经验的积累，形成了健身气功独具特色的理论体系和丰富多彩的锻炼方法，数千年来为中华民族的繁衍生息作出了卓越的贡献。

　　进入21世纪，健身气功事业发生了翻天覆地的变化，开创了健身气功史上空前的良好局面。国家体育总局健身气功管理中心从挖掘整理优秀传统气功功法入手，并汲取当代最新的科学研究成果，先后编创推出了健身气功·易筋经、五禽戏、六字诀、八段锦和太极养生杖、导引养生功十二法、十二段锦、马王堆导引术、大舞等系列功法，积极引导群众开展健康文明的健身气功活动，满足广大群众日益增长的多元化健身需求。尤其是近年来，国家体育总局健身气功管理中心把健身气功与建设健康中国、体育强国和文化强国结合起来，注重与健康、文化等融合发展，加之《"健康中国2030"规划纲要》等系列国家政策的指引和新时代群众对美好生活愈加迫切地向往，学练健身气功的群众与日俱增，不仅形成了数以百万计的健身气功习练人群，精彩纷呈的健身气功活动在中国城乡开展得如火如荼，而且传播到境外众多的国家和地区，成为世界各国民众了解中国文化和分享健康生活的重要途径。

随着学练健身气功的持续深入，广大群众对健身气功的悠久历史和文化内涵全面了解的渴望愈加强烈，对隐藏于古老典籍中的气功健身原理奥秘的兴趣愈加强烈，对千百年来健身气功增进身心健康的经验方法的学习热情愈加强烈，对运用现代科学探索健身气功的研究成果的关注愈加强烈。然而，之前编写出版的健身气功·易筋经、五禽戏、六字诀等系列功法丛书，限于种种原因，仅对编创推广的各种功法进行了简要介绍，未能就功法功理等深层次问题进行系统阐释。为满足广大健身气功习练者的迫切需要，我们经过长时间的论证和酝酿，自2014年起陆续启动了健身气功系列通用教材的编撰工作。因为，健身气功推广普及虽然千头万绪，但关键环节是功法教材。建设什么样的功法教材体系，核心教材传授什么内容、倡导什么样的价值取向和学术导向，关系到健身气功的育人与育才，关系到健身气功的发展与昌盛，关系到中华文化的传承与升华。遗憾的是，健身气功至今尚无一套全面而系统的通用教材。经过专家学者们的审慎研究，此次编撰的系列通用教材，主要包括《健身气功导论》《健身气功发展史》《健身气功·易筋经》《健身气功·五禽戏》《健身气功·六字诀》《健身气功·八段锦》《健身气功·太极养生杖》《健身气功·导引养生功十二法》《健身气功·十二段锦》《健身气功·马王堆导引术》《健身气功·大舞》等。

时代是思想之母，实践是理论之源。健身气功绵延数千年，有其独特的文化内涵；新时期编创推广的各种健身气功功法，也有十几年的实践积累。此次编撰系列通用教材，既要加强对健身气功传统文化的挖掘和阐发，也要加强对实践经验的总结和提炼，更要善于聆听时代的声音，使健身气功养生文化与当代文化相适应、与现代社会相协调，把跨越时空、超越国界、富有永恒魅力、具有当代价值的文化精神弘扬起来，进一步推动健身气功创造性转化、创新性发展，激活其生命力，为解决人类健康问题贡献健身气功智慧和方案。这次编撰工作是以科技攻关的方式展开的。《健身气功导论》委托中国科学院力学研究所陶祖莱研究员撰写，主要是从中国传统文化与现代科学相结合的视角，探讨并系统阐释气功健身的基本原理、练功要素和实践指要等内容，从总体上论述了健身气功的共同规律和内容，是贯穿健身气功各功法的生命线。《健身气功发展史》委托国家体育总局体育文化发展中心和天津体育学院联合编撰，是以中国历史发展脉络为主线，着重阐述健身气功的历史演变进程和规律，旨在正本清源，更好地认知、继承和发扬健身气功养生文化。《健身气功·易筋经》等系列功法教材，均是委托原功法编创课题组负责编撰。各功法教材依据经典，征诸实践，分别从史、理、法、效、学、练、教、问等角度讲述各功法的奥秘，既有继承，也有发扬，特别是使过去很多难以言表的、只有靠师徒传授和反复领悟的内容跃然纸上，让学者有迹可循、有法可依，对初学健身气功具有指导意义，亦能指明向更高境界进取的途径。

　　行百里者半九十。中国汗牛充栋的古代典籍著作，正史之中虽屡见健身气功的蛛丝马迹，但鲜有专文论述，野史、稗史虽记述广泛，然往往浅而不确；历代医家经典虽多有专题论述，却多重其法而简其理、略其论；各家宗教修持秘典，资料虽丰，记述亦详，因或隐语连篇，或语言晦涩，或借喻累牍等缘故，要想挖掘气功健身之奥义，困难亦是颇巨。21世纪现代科学发展可谓迅猛，但面对人体这个复杂的巨系统，至今尚无法用现代科学理论完全解释气功健身养生的机理。何况，古人之思想、生活之环境、知识之背景、认知之方法，与今人已有迥然之别。因此，要想编撰一套适应新时代发展要求、立足中国传统文化、体现国际学术前沿的健身气功通用教材，需要各项目组付出更为艰巨、更为艰苦的努力。"为学之实，固在践履"。各项目组承担任务后，坚持解放思想、实事求是、与时俱进、求真务实，坚持辩证唯物主义和历史唯物主义，紧密结合新的时代条件和实践要求，以全新的视野深化对健身气功规律的再认识，进行了大量的文献检索考证和广泛的调查研究，分别组织了不同类型的教材研讨会，进行了多次集中封闭撰稿和教学实验，反复斟酌、几易其稿、精雕细琢，努力锤炼精品。与此同时，我们还邀请多位学术造诣较高的权威专家组建评审组，在立项评审、中期检查和结项评审等关键环节上严格把关，在编撰过程中积极出谋划策、提供咨询和建议，从而确保高质量编撰教材。值得一提的是，陶祖莱研究员为整套教材的框架设计和内容编写提供了宝贵的智力奉献。在此，我们由衷地感谢各项目组、专家评审组付出的辛勤劳动！

这次编撰教材是健身气功深化改革的一项重要举措。为保证系列教材编撰质量，采取分批启动、分批推出的方式。在编撰过程中，我们做了以下几方面的努力。一是守中学为体，以西学为用，运用集体的智慧，增强教材的科学性、人文性、民族性、时代性、系统性和实用性。二是尊重功法原创，融入最新研究成果，在理论内涵的挖掘、技术操作的规范上下功夫，注重功法体系建设，倡导健康生活方式。三是教材各自独立成册，方便学者阅读操作，并充分考虑受众面，力求把难懂的古代语言和现代科学术语尽量用通俗易懂的言语表达出来，既方便普通群众学练健身气功使用，亦可供练功已有相当基础者提高运用。编撰教材的同仁们，有心为普及和发展健身气功事业尽绵薄之力，但这毕竟是项全新的工作，向无蓝本可循，其编撰难度之大是可以想象，又限于我们的水平和能力，肯定会有许多不尽如人意之处，敬请各界专家、学者和读者们给予批评和指正，使之能更好地为指导民众科学练功、增进身心健康发挥作用。

目 录

第一章　健身气功·五禽戏功法概述 …………………（1）

第一节　功法源流 ………………………………（2）

　　一、华佗创"戏"，承前启后 ………………………（2）

　　二、代代流传，各有特色 …………………………（4）

　　三、与时俱进，集之大成 …………………………（10）

第二节　功法特点 ………………………………（13）

　　一、仿生导引，象形取意 …………………………（13）

　　二、引挽腰体，动诸关节 …………………………（15）

　　三、外引内导，形松意充 …………………………（16）

　　四、动静结合，练养相兼 …………………………（18）

第三节　功理要旨 ………………………………（19）

　　一、五禽秉性，对应脏腑 …………………………（20）

　　二、活脊柔筋，激发潜力 …………………………（22）

　　三、血脉流通，病不得生 …………………………（23）

四、禽"戏"为境，畅志宁神 …………………………（25）

第四节　健身效果 …………………………………（27）

一、生理机能，明显提高 …………………………（27）

二、心理状况，积极影响 …………………………（29）

三、生化指标，显著改善 …………………………（31）

四、免疫功能，得到增强 …………………………（32）

五、康复保健，防治疾病 …………………………（34）

第二章　健身气功·五禽戏功法功理 ………………（36）

第一节　功法基础 …………………………………（37）

一、手型 ……………………………………………（37）

二、步型 ……………………………………………（39）

三、平衡 ……………………………………………（41）

四、呼吸 ……………………………………………（41）

五、意念 ……………………………………………（47）

六、站桩 ……………………………………………（49）

七、基本练习 ………………………………………（55）

第二节　功法操作 …………………………………（75）

预备势：起势调息 …………………………………（76）

第一戏　虎戏 ………………………………………（79）

第二戏　鹿戏 ………………………………………（92）

第三戏　熊戏……………………………………（104）

　　第四戏　猿戏……………………………………（114）

　　第五戏　鸟戏……………………………………（128）

　　收势：引气归元…………………………………（139）

第三章　健身气功·五禽戏学练指导……………（145）

第一节　学练方法………………………………（146）

　　一、学练五禽，贵在得法………………………（146）

　　二、调身为先，规范动作………………………（147）

　　三、调息为重，动息结合………………………（149）

　　四、调心为主，形气意合………………………（150）

第二节　习练要领………………………………（151）

　　一、形神兼备，动静相宜………………………（152）

　　二、动息相随，心息相依………………………（153）

　　三、形随意走，意守定物………………………（153）

　　四、形神意气，功到自成………………………（154）

第三节　练功阶段………………………………（155）

　　一、学招练势，动作形似………………………（156）

　　二、锤炼体悟，意气劲达………………………（157）

　　三、形神俱妙，自成风格………………………（159）

　　四、融会贯通，从心所欲………………………（160）

第四节　练功须知 ……………………………………（162）

　　一、德在功先，备在功前 ………………………………（162）

　　二、勤思善学，学在功中 ………………………………（164）

　　三、自觉体悟，悟在功后 ………………………………（166）

　　四、身心并练，贵在坚持 ………………………………（169）

第五节　教学须知 ……………………………………（171）

　　一、技术教学，形式多样 ………………………………（172）

　　二、动作示范，耐心细致 ………………………………（175）

　　三、技理讲解，实事求是 ………………………………（176）

　　四、答疑解惑，传道授业 ………………………………（178）

第四章　健身气功·五禽戏答疑解惑 ………………（180）

　　一、五禽戏对"形"的要求体现在哪些方面？ …………（181）

　　二、掌握虎戏的技术动作需要经过哪几个阶段？ ………（181）

　　三、经常练习虎扑中的前扑，为什么对保持脊柱的正常生理弧度

　　　　有帮助？ ……………………………………………（182）

　　四、"鹿抵"腰部的拧转侧屈，怎么才能做到位？ ………（182）

　　五、"鹿奔"的两张"弓"，怎样才算符合标准？ …………（183）

　　六、"鹿奔"换步时，有什么样的技巧？ …………………（184）

　　七、"熊运"怎样才能做到身体和两手同步协调，立圆摇晃？

　　　　……………………………………………………（184）

八、"熊晃"时，提髋落步的动作要领是什么？……………（185）

九、"熊晃"时，身体和手臂如何才能协调？……………（185）

十、"猿提"要做到哪"四提""一领转"？如何保持身体重心的稳定？……………………………………………………（186）

十一、"猿摘"时，如何通过眼神来表现猿戏的特点？…（187）

十二、如何做好"鸟伸"中的抻拉动作？………………（187）

十三、"鸟飞"上下肢动作如何才能配合协调？…………（188）

十四、五禽戏中有哪些专门的调息动作？………………（188）

十五、起势调息的作用是什么？…………………………（189）

十六、练习五禽戏怎样使呼吸与动作相互配合？………（189）

十七、五禽戏与慢跑、交谊舞等项目相比，对提高人的呼吸功能有什么不同？………………………………………（190）

十八、练习五禽戏对肺部疾病患者是否有康复作用？…（191）

十九、"五禽神韵"指的是什么？…………………………（191）

二十、如何理解和表现出"五禽神韵"？………………（192）

二十一、五禽戏功法中的"神态"是怎么表现的？……（193）

二十二、"五禽意念"指的是什么？………………………（193）

二十三、"五禽意境"指的是什么？………………………（194）

二十四、强调"五禽意境"有哪些作用？………………（194）

二十五、猿摘动作的神韵表现，有什么健身作用？……（195）

二十六、五禽戏特定的意念调节，会对人体免疫产生什么影响？
………………………………………………………………（195）

二十七、练习五禽戏对人的心理健康水平有什么影响？
………………………………………………………………（196）

二十八、怎样才能增进五禽戏的锻炼效果？…………（196）

二十九、虎戏理肝的功理主要体现在哪里？…………（197）

三十、"虎举"时两臂上举下按有什么作用？…………（197）

三十一、"虎扑"注重腰脊锻炼，可以起到强腰补肾的作用吗？
………………………………………………………………（198）

三十二、"鹿抵"可以调节命门之气吗？……………（198）

三十三、为什么"鹿奔"的"背弓"可以调节一身之阳气？
………………………………………………………………（199）

三十四、脾胃是后天之本，"熊运"如何体现出对脾胃的锻炼？
………………………………………………………………（200）

三十五、"熊晃"有按摩中焦脾胃的功效吗？………（200）

三十六、"猿提"如何体现健心作用？………………（201）

三十七、为什么练习"猿摘"对身心锻炼是全面性的？
………………………………………………………………（202）

三十八、"猿摘"中为什么要选用"握固"？…………（202）

三十九、"鸟伸"是如何起到疏通任督两脉作用的？……（203）

四十、"鸟飞"可以显著提高心肺功能吗？……………（204）

参考文献 ……………………………………………（205）

附录一　人体经络穴位图 ……………………………（209）

附录二　人体脏腑图 …………………………………（223）

附录三　人体浅层肌肉图 ……………………………（224）

附录四　人体骨骼图 …………………………………（226）

第一章 健身气功·五禽戏功法概述

健身气功·五禽戏

　　五禽戏是东汉名医华佗根据古代导引、吐纳之术和虎、鹿、熊、猿、鸟五种动物的活动特点，结合人体脏腑、经络和气血等理论而编创的健身气功功法。为了更好地继承和弘扬中华优秀传统文化、提高民众身心健康水平，国家体育总局组织编创了健身气功·五禽戏。该功法具有历史源流清晰、功法特征鲜明、练功要旨明确、健身效果明显等特点，在境内外推广普及以来，深受广大习练者的喜爱和欢迎。

第一节　功法源流

　　健身气功·五禽戏的历史发展脉络可以概括为：由远古时代的巫"舞"衍化成具有宣导作用的"舞"，再从宣导"舞"发展为模仿动物养生"为寿"的"二禽戏"（《庄子·刻意》）、"六禽戏"（《淮南子·精神训》），直至出现华佗编创的"五禽戏"。东汉以来，五禽戏代有流传，流派众多，各具特色，蔚为大观。在对各种传统五禽戏进行挖掘整理的基础上，顺应时代发展和群众需要，国家体育总局组织编创了健身气功·五禽戏。

一、华佗创"戏"，承前启后

　　五禽戏的起源可以追溯到我国远古时代。据《吕氏春秋·古乐》

记载，当时中原大地江河泛滥，湿气弥漫，不少人患了关节不利的"重膇"之症，为此有人专门"乃制为舞"，"以利导之"。具有"利导"作用的"舞"，正是远古中华气功导引的一种萌芽。这种"舞"并非凭空而来，应与远古先民通鬼降神的巫舞以及模仿飞禽走兽有关，此可以在考古文物和历代文献中找到其依据。巫是通过"舞"的方式来降神的，巫师降神之舞最早是通过模仿动物动作而来的。据考证，现存八卦舞谱是最早的舞谱，就是取材于夏禹时代同巫词咒语相结合的祭祀舞蹈，在这些动作里可以找到模仿动物的痕迹。《竹书纪年·帝尧陶唐氏》中记载：舜即帝位时，人们把用石头敲击发出的声音作为伴奏节拍，和着歌谣"百兽率舞"。这里的"百兽率舞"，实际上就是诸多领舞者模仿各种动物的动作在队前领舞。此外，《穆天子传·卷五》载有鹤舞，《竹书纪年·周武王》记有象舞等，这些记载都带有以舞降神的含义。

"远观近择、取象比类"是古人最基本、最直接认识自然界万事万物的方法，也是天人合一、动静相对、阴阳消长、五行生克等理论的原始来源。我国古人通过对自然界鸟兽鱼虫及其姿态动作的不断观察和总结，从以舞降神的"舞"中逐渐分离出一种专以防病治病、健康长寿为主要目的的舞蹈。《庄子·刻意》中载有"熊经鸟伸，为寿而已"的"二禽戏"，它是通过模仿熊、鸟的动作进行导引锻炼的保健方法。西汉初年，刘安的《淮南子·精神训》记载有"熊、鸟、凫、猨（猿）、鸱、虎"六个导引术式，即后世所称的"六禽戏"。1973年，在湖南长沙马王堆三号汉墓出土的帛书《导引图》中，也绘有许多模仿飞禽走兽的动作进行锻炼的方法，如"龙登""鹞背""熊经"等，有的图虽然注文残缺，但仍可看出模仿猴、猫、犬、鹤、燕以及虎豹扑食等形状。

目前所见最早的五禽戏记载出自西晋时陈寿的《三国志·华佗传》。华佗对他的学生吴普说："吾有一术，名五禽之戏，一曰虎，二曰鹿，三曰熊，四曰猿，五曰鸟。亦以除疾，并利蹏（蹄）足，以当导引。体中不快，起作一禽之戏，沾濡汗出，因上著粉，身体轻便，腹中欲食。"吴普按照这种方法锻炼，九十多岁的时候，仍耳聪目明，齿牙完坚。南北朝时范晔在《后汉书·华佗传》中的记载与此基本相同，只是对个别文字略作修饰，全段并没有太大出入。这些史料证明了华佗编创五禽戏确有其事，遗憾的是仅有以上文字记载，未及其他。但是作为医学家的华佗，在编创"五禽之戏"时，可能会受到《黄帝内经》等养生思想和汉时兴盛的"阴阳五行"等学说影响，使五禽戏成为"病不得生"和"以求难老"的仿生导引功法，在历代得到广泛流传。

二、代代流传，各有特色

晋代葛洪《抱朴子·杂应》中载有"龙导""虎引""熊经""龟咽""燕飞""蛇屈""鸟伸""猿据""兔惊"九种导引术式名称，都和模仿动物进行养生有关，可惜也未记录其具体的做法。

最早用文字记载五禽戏具体动作的是南北朝时期名医陶弘景，他在《养性延命录·导引按摩》中详细记述了五禽戏的具体操作方法。画家王公度根据《养性延命录》的文字介绍，将五禽戏动作绘图如下（图1）。

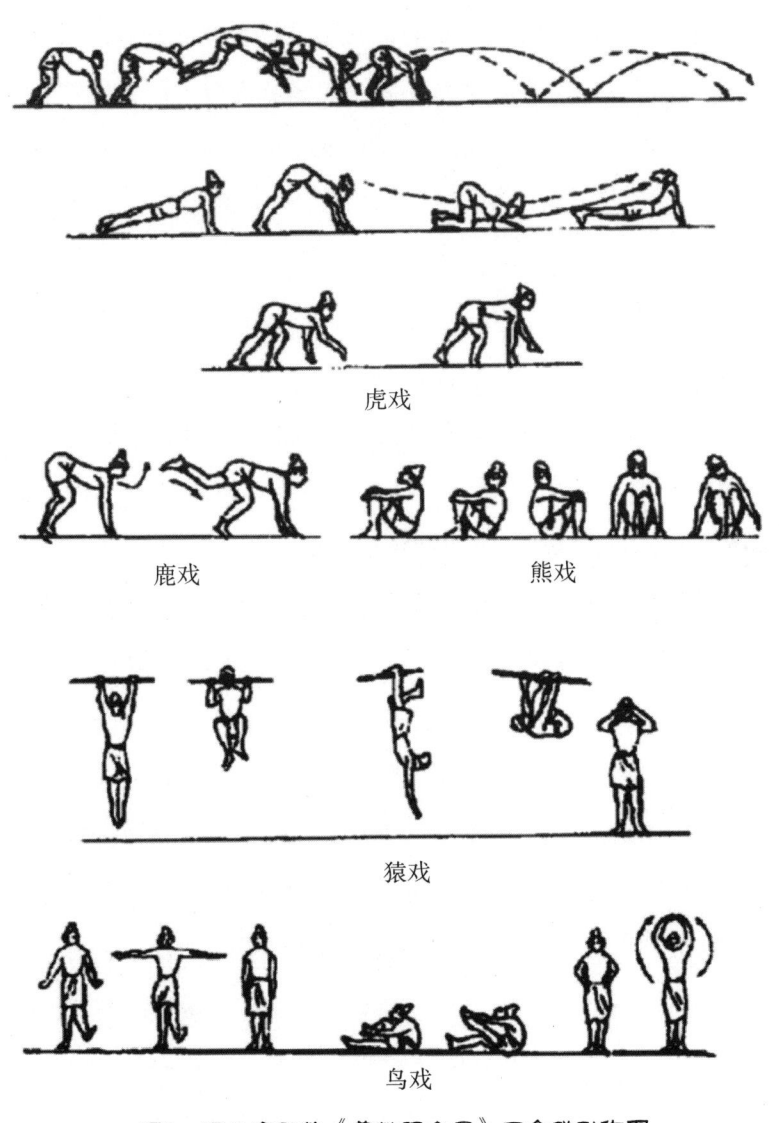

图1 王公度所绘《养性延命录》五禽戏动作图

陶弘景所辑的五禽戏共有十个动作，仿效五禽的姿态逼真，但有的动作难度较大，是否为华佗原创，已无法考证。但是由于陶弘景距华佗仅三百余年，他所辑录的五禽戏较后世其他文献更应接近华佗"五禽之戏"的原貌。无论是否为华佗原创,其实已不是十分重要,因为自华佗创编"五禽之戏"以来,后世的五禽戏功法虽内容不同,风格各异,但均冠以五禽戏之名。南宋诗人陆游《春晚》诗中也写道,"啄吞自笑如孤鹤,导引何妨效五禽",说明五禽戏在当时颇为流行和受养生家喜爱,对后世也有较大的影响。张君房对五禽戏进行了搜集和整理,认为名医陶弘景所辑的"华佗五禽戏",资料较为真实,遂编入《云笈七签·卷三十二杂修摄部》一书中。

明代嘉靖年间成书的《卫生真诀》上载有"五禽图",并在明朝末年被曹无极编入《万育仙书》,后又改编为《万寿仙书》,五禽戏以"五禽图"之名随《万寿仙书》而传播更广。

《赤凤髓》是明代万历年间医家周履靖编撰的一部养生书籍,五禽戏以"五禽书"之名目收在其第一卷中。此版本的五禽戏比《卫生真诀》版本要晚出30多年,在功法表述上也有所不同。

此外,刊于民国初年的《内外功图说辑要》上载有《五禽舞行功法图说》。此版本的五禽戏不仅远在《卫生真诀》版本和《赤凤髓》版本之后,据其功法表述推断,应该是据二者改编而成。

明清以来出现的五禽戏,虽然由《卫生真诀》《万育仙书》《万寿仙书》《赤凤髓》和《内外功图说辑要》等多种书籍刊载过,但其版本实质只有三种,即《卫生真诀》《赤凤髓》和《内外功图说辑要》。这三种版本的五禽戏,不仅在出现时间上有先后之别,而且在内涵和形式上也各有一定特点。《赤凤髓》的"五禽书"、《万寿仙书》的"五禽图"、《内外功图说辑要》的"五禽舞",均是现存较完整的五禽戏图说刻本,并以图文并茂的形式,较为详细地介绍了五禽戏的习练方法,对研究五禽戏功法在明清时期的发展具有较高历史价值。

对表1和图2、图3、图4的比较可知，"五禽书""五禽图""五禽舞"所载的五禽戏歌诀、文字说明基本一致，但略有出入。在"戏"的名称方面，"五禽书"在名称前冠上了"羡门""庚桑"等神仙名号，从而蒙上了一层神秘的色彩，其意可能是在迎合世俗崇拜神仙的心理，符合明清时期养生导引发展的时代特色。"五禽图"将动作称为"虎形""熊形"等。从图形及文字比较来看，两者之间还是存在一定的差异的。主要表现在："五禽图"较"五禽书"肢体活动范围要大，特别是"鸟戏"的图像两者方向相反，"猿戏"的方向也略有差异，好似"五禽图"是采用了各种行进间的动作练习，至"鸟戏"时反转而回，继续演练一般；"五禽书"则好像基本站在原地进行锻炼。这说明"五禽图"所载的五禽戏可能较"五禽书"有所发展和创新；或者是由于明清时期五禽戏流派较多，所采取的行功方式有所差异。

表1 古代主要版本五禽戏动作对照表

	《养性延命录》	《卫生真诀》	《赤凤髓》	《内外功图说辑要》
第一戏	虎戏者，四肢距地，前三踯，却三踯，长引腰，乍前乍却，仰天即返，伏距地行，前却各七过也。	第一虎形：闭气，低头，捻拳战如虎发威势，两手如提千金，轻轻起来莫放气，平身吞气入腹，使神气上而复下，觉腹内如雷鸣，或七次；如此运动，一身气脉调和，百病不生。	羡门虎势戏：闭气，低头，拳戢如虎发威势，两手如提千斛铁，轻起来，莫放气，平身吞气入腹，使神气之上，而复觉得腹内如雷鸣，或五七次；如此行之，一身气脉调和，精神爽，百病除。	一曰虎，诀曰：如虎形，须闭炁，低头，捏拳战如虎发威势，两手如提千斤铁重，起来莫放炁，平身吞气入腹，使神炁自上而下，复觉得腹内如雷鸣，或五七次；以上如此行持，一身则气脉调和，精神爽快，驱除万病矣。

(续表)

	《养性延命录》	《卫生真诀》	《赤凤髓》	《内外功图说辑要》
第二戏	鹿戏者，四肢距地，引项反顾，左三右三，左申右脚，右申左脚，左右伸缩亦三止。	第二熊形：如熊身侧起，左右摆脚要后，立定使气，两旁胁骨节皆响，亦能动腰力除肿；或三五次止，能舒胁骨而安，此乃养血之术也。	庚桑熊势戏：闭气撚拳，如熊身侧起，左右摆脚安前投，立定使气，两胁旁骨节皆响，能安腰力，能除肿胀；或三五次止，亦能舒筋骨而安神养血也。	二曰熊，诀曰：如熊形，闭炁捏拳，如熊身侧起，左右摆脚要前后，立定，使炁归于两旁，夹胁骨节皆响，亦能动腰力，除膨胀，或三五次止，亦能舒筋骨，而安神养血也。
第三戏	熊戏者，正仰，以两手抱膝下，举头，左擗地七，右亦七；蹲地，以手左右托地各七。	第三鹿形：闭气低头撚拳，如鹿转头顾尾，平身缩肩，立脚尖跳，跌跟连天柱，通身皆振动；或三次，每日一次也可，如下床作一次更妙。	士成绮鹿势戏：闭气低头，撚拳，如鹿转头顾尾间，平身缩肩立，脚尖跳跌，脚跟连天柱动，身皆振动；或二三次，可不时作一次更妙也。	三曰鹿，诀曰：如鹿形，须闭气低头，捏拳，如鹿转头顾尾，平身端，缩背立，脚尖着地，脚根连，天柱通，身皆振动；或三两次，每日一次亦可，逢下床时演一次更妙。
第四戏	猿戏者，攀物自悬，伸缩身体，上下一七；以脚拘物倒悬，左右七；坐，左右手钩脚五，按头各七。	第四猿形：闭气，如猿爬树，一只手如撚菓，一只脚如抬起，一只脚跟，转身更，运神气吞入腹内，觉有汗出方可罢。	费长房猿势戏：闭气，如猿手抱树一枝，一只手如撚菓，一只脚虚空握起，一只脚跟，转身更换，神气连吞入腹，觉汗出乃已。	四曰猿，诀曰：如猿形，闭气，如撚拳，一手扑树，一手捏果，一脚虚抬，起脚根，转身后，握固，神炁连吞入腹，觉得汗出，住功。

（续表）

	《养性延命录》	《卫生真诀》	《赤凤髓》	《内外功图说辑要》
第五戏	鸟戏者，双立手，翘一足，伸两臂，扬扇鼓力，各二七；坐，伸脚起，手挽足趾各七，缩伸二臂各七也。	第五鸟形：闭气，如鸟飞头起，吸尾间气朝顶，虚双手躬前，头要仰起，迎神破顶。	亢仓子鸟势戏：闭气，如鸟飞欲起，尾间气朝顶，双手躬前，头腰仰起，迎舞顶。	五曰鸟，诀曰：如鸟飞形，闭炁欲起，吸尾间炁朝顶上，虚双手，躬身向前，头要仰起，迎神破顶，又疑入礼拜；此乃五炁朝元，六府调和，元炁无损，从此百病不生。

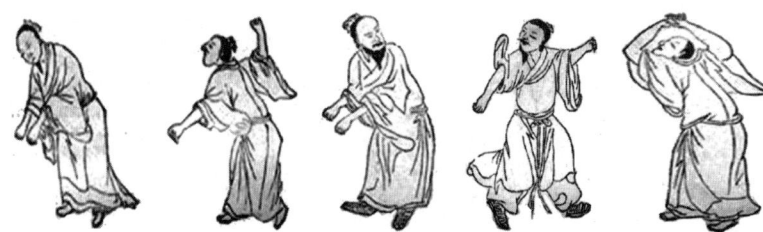

图2　《卫生真诀》本虎、熊、鹿、猿、鸟五禽戏图（选自：罗洪先.卫生真诀.任廷革，点校，中医古籍出版社，1987.）

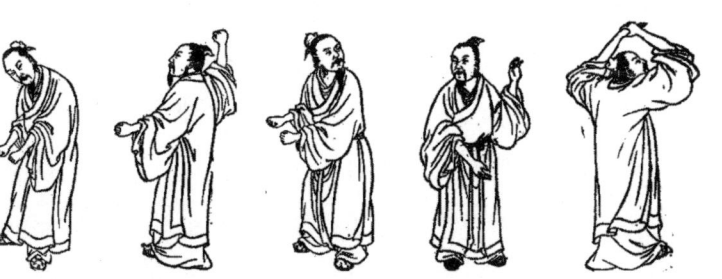

图3　《赤凤髓》本虎、熊、鹿、猿、鸟五禽戏图（选自：周履靖.赤凤髓.中华书局，1985.）

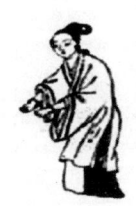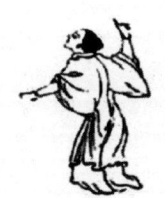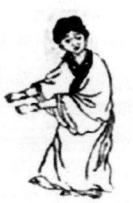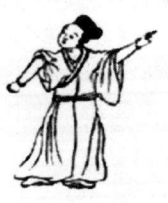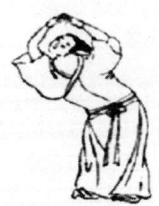

图4 《内外功图说辑要》本虎、熊、鹿、猿、鸟五禽戏图（萧天石．内外功图说辑要．自由出版社，1999．）

但是，上述版本与《养性延命录》所载的五禽戏相比，已有较大的变化。首先是"五禽"的动作，由每戏各两式动作变为各一式动作；其次是五禽的排序，由"虎、鹿、熊、猿、鸟"变为"虎、熊、鹿、猿、鸟"，熊戏、鹿戏的排序发生了变化；最后是文字说明，不仅描述了"五禽"的动作，而且对神态意蕴和气血运行有所介绍。由此可见，此时期的五禽戏在注重对五种动物肢体动作仿效的同时，增加了"战如虎发威势，两手如提千金"等意想法，以及"吞气""闭气"等吐纳法，功法风格已有所变化，但从整个功法锻炼的侧重点来看，主要还是"以肢体活动为主"进行锻炼的仿生导引功法。

三、与时俱进，集之大成

五禽戏发展至今，已形成不少流派，每个流派有着各不相同的风格和特点。总的来看，他们都是根据"五禽"动作，结合自身练功体验所编创的"仿生式"导引功法，以活动筋骨、疏通经络、防病治病、健身延年为目的。其中，有偏重肢体运动、意在强身健体而模仿"五禽"动作的五禽戏，称为外功型；有仿效"五禽"神态，重视意念锻炼，并配合内气运行和按摩、拍打的五禽戏，称为内功型；有将"五禽"编成五禽拳、五禽散手等，用于技击、自卫的五禽戏，称为武功型；还有以舞蹈形式出现的五禽戏，动作姿势优美矫健，称为舞蹈型。这些风格各异的五禽戏功法，因具有不同的难度、风格和特点，能够适应不同人群的习练要求。

以华佗故里安徽亳州地区为中心形成的五禽戏流派，主要有以刘时荣为代表的"古本五禽戏"和以董文焕为代表的"传统五禽戏"。此外，20世纪80年代初，随着当时群众性气功热潮的兴起，许多传统的、师传的、新编的五禽戏功法如雨后春笋般涌现出来，在各地广为流传，逐渐发展形成了一个繁杂的五禽戏系列。据有关专家粗略估计，当时的五禽戏功法多达一二百种，正式出版的五禽戏专著也有十几种，况且还有诸多书中列有五禽戏专篇，乃至民间流传的未见报道的五禽戏功法，更是不可胜数。为何会出现如此多的五禽戏功法？最主要的原因是历史文献中没有确切的关于华佗编创五禽戏的图谱记载，这样可供考察的历史资料就很少，所以在漫长的历史发展过程中，五禽戏的编创就比较繁杂而随意，编创者大都根据五禽的动物名称凭主观臆想而为，缺乏科学论证，不可避免地带有个人的思想和风格，功法良莠不齐。

2002年迎来了五禽戏创新发展的最佳时机。为了更好地体现"取其精华，去其糟粕"的文化遗产继承和发扬的精神，国家体育总局健身气功管理中心按照"讲科学，倡主流，抓管理"的工作总体思路，在广泛充分调研的基础上，以课题竞标的形式开始编创健身气功新功法。上海体育学院参与了国家体育总局科研课题"编创健身气功新功法"的竞标，并具体承担了编创"健身气功·五禽戏"课题研究的任务。为此，上海体育学院专门成立了编创"健身气功·五禽戏"课题组，由长期从事气功导引、武术健身、运动生理、运动心理、运动医学、中医养生教学和科研的专家教授领衔，数十位博士、硕士参与。课题组首先查阅了历史上流传至今与五禽戏功法相关的文献资料五十多种，其中有专著，也有历年来公开发表的各种文章，并收集了出版制作的五禽戏功法录像二十多套。为进一步考证五禽戏的渊源，专程到五禽戏创编人华佗的故乡安徽亳州，考察了华佗的故居华祖庵，查阅了华祖庵中关于华佗的生平以及与五禽戏相关的文献资料，拍摄了五禽戏动作塑像和出土文物，召开了两次群众座谈会，与当地五禽戏名家进行了交流，并观看了他们演示的五禽戏功法。随后又在上海体育学院召开了"传统五禽戏功法观摩研讨会"，与来自全国五禽戏功法不同流派的代表马凤阁、刘时荣、王健、董妙成、韦俊文等进行了展示研讨。

在集思广益、博采众长的基础上，课题组从气功学、文化学、社会学、运动学、生物学、心理学、现代医学和中医养生学等不同角度，对传统五禽戏功法进行了认真的挖掘、整理和研究，按照传统五禽戏的风格、特点，经反复研究推敲，广泛征求专家意见，并在部分群众中试练、总结、修改，编创出了功理科学、内容充实、动作规范、简便易学、安全健康、效果显著的健身气功·五禽戏。该功法的动作编排按照《三国志·华佗传》的记载，顺序为虎、鹿、熊、猿、鸟；数量沿用了陶弘景《养性延命录》的记载，为十式，每戏两式，并在功法的开始和结束增加了起势调息和引气归元，发展完善了功法的体系；动作素材来源于传统，在古代文献的基础上，汲取精华，加以提炼、改进；动作设计考虑与形体美学、现代人体运动学有机结合，体现时代特征和科学健身理念；功法符合中医基础理论、五禽的秉性特点，配合中医脏腑、经络学说，既有整体的健身作用，又有每一戏的特定功效。动作虽然简单，但是易学难精。健身气功·五禽戏一经面世推出，就受到境内外健身气功爱好者的推崇和欢迎，现已发展成为世界各国民众祛病强身、益寿延年以及正确认知中华优秀传统文化的重要载体。

第二节　功法特点

健身气功·五禽戏（以下简称五禽戏）古朴大方，既吸收了传统功法的精髓，又体现了时代特色，是对中华民族传统文化的继承和发扬。其功法动作和理论博采众长，凝聚了各方面专家学者和广大练功群众的辛劳和汗水，是集体智慧的结晶；动作简洁而富有深意，蕴含着"天人合一"等思想理念；在演练中不仅追求形似、外引，更重视神似、内导，特点鲜明。

一、仿生导引，象形取意

人类作为自然界的一部分，自其诞生以来便不断吸取其他动物的长处来创造人类自己的文明。在自然界进化过程中，动物某种程度上更好地保留了自然属性，由此我国古人以模拟动物的行为方式、心态神态等来达到祛病强身、延年益寿的目的，这是"道法自然"、恢复人之自然属性的一条重要途径。中国传统文化提倡人与自然的和谐相处，这种"天人合一"的思想理念、"近取诸身，远取诸物"的取象方法，使古人在向动物学习的基础上，发展出来很多仿生的导引术式，如《庄子·刻意》中载有"熊经鸟伸"、马王堆《导引图》中记载有"鹞背"

"龙登"等，但真正集大成者当推五禽戏。

　　模仿五种动物的外在形态和内在神意，即所谓象形而取意是五禽戏的显著特点。《周易·系辞》曰："象者，象也。"五禽戏十分注重对五种动物"形"的模仿。俗话说，形不存，意则灭；意不在，形必亡。以形达意，形为所依是手段，意为所求才是目的。因此学练五禽戏必要先求形之逼真象形，做到每一姿态、造型都要惟妙惟肖，能够"演虎如虎""学熊似熊""宛若一猴"，以充分体现出五禽的秉性特点。习练五禽戏不但要求外形像，更要求神态似，要"搜求于象，心入于境，神会于物"，通过"内模仿"（不只模仿外在动作，更要模仿五禽的秉性、特点等）促使形神合一，方可内练精气神，外练筋骨皮。以形取意，以意象形，意自形生，形随意转，所以五禽戏要外仿其形、内仿其神，不但形相似，意念更要真。如演练"猿提"时，掌指撮拢变钩的速度要快，表现出猿猴灵巧敏捷的动作特点，使猿"形"之灵活机智显于外；从神情、神态、神韵来说，猿"形"左顾右盼，眼观六路，虽显示于外，但为内在的"意"和"神"之所系，仅通过眼神的变化，就能体现出"象其形而得其意"的中国传统审美观。

　　五禽戏外仿其形、内仿其神，在模仿动物姿态的同时，还要"移情""换景"，把自身置于五禽"嬉戏"的场景中，表现出虎之威猛、鹿之安舒、熊之沉稳、猿之灵巧、鸟之轻捷。如鹿戏，不只动作上要求"练鹿似鹿"，以体现鹿的轻盈敏捷，鹿戏主肾，从神志上来讲"肾志主恐"，在习练鹿戏时要"变己为鹿"，从动作、眼神、心理上表达出安舒中之谨慎、放松中之警觉，如此才能达到形神合一的境地。

　　五禽戏就像一幅生动而富有内涵的图画，高低适度，进退合理，波浪起伏，形变神随，旋中求正，方中有圆；神清又气爽，仿生且导引；

在变化中求美，在运动中防病。动作蕴含着"五禽"的神韵，通过其柔和缓慢的动作、方圆变化的路线、左右均衡对称的姿势等，达到模仿动物的性能和体能的"物我唯一"的身心境界，既表达了人与自然的和谐统一，也体现了修身养性注重"天人合一"的核心思想。

二、引挽[①]腰体，动诸关节

《周易·象传》曰："天行健，君子以自强不息。"告诉人们要效法天之健运，自强不息，虽不能得天之永久，却可以得天之健运于有生之年，这就是强本节用、养尚动时、延年益寿的不二法门。毛泽东在《体育之研究》一文中也讲道："人者动物也，则动尚矣。人者有理性的动物也，则动必有道。然则何贵乎此动邪？何贵乎此有道之动邪？"根据"流水不腐，户枢不蠹"的古代养生思想，汲取历代传统功法之精髓编创而成的五禽戏，"引挽腰体、动诸关节"可谓其"动必有道"的核心体现。

所谓"引挽腰体、动诸关节"，其主要含义有三：

一指五禽戏的动作皆启动于腰。气如车轮，腰似车轴，腰是动作的主宰。即使在一呼一吸之间，腰的作用也显而易见。吸气则蓄劲，提腰立脊；呼气则放松，沉腰松腹。腰为肾之府，肾中藏有元阴、元阳化生的元气，注于气海以滋养全身。除了鹿戏拧腰侧屈、收腹敛臀，充分运转腰腹外，其他各戏也均有不同程度的引腰动作。如熊运的腰腹立圆运动，牵动两手在腹前摩运；猿摘的两臂回收伸展幅度较大，但也是源于

---

①挽：即"牵""拉"之意。

腰腹发力所带动。即使是站立不动时，五禽戏也要注意腰部放松，以使气血流通，保证腰主宰一身活动的职能得以发挥。

二指以腰为枢纽带动肢体运动。五禽戏无论是躯干的前俯、后仰、侧屈、拧转等，还是四肢的收放、屈伸、摆转、折叠等，都是以腰为主导，进而牵动四肢百骸、关节、筋膜向各个方向运动。如虎扑的腰腹前俯后仰，带动上肢的前伸和下扑；熊晃的侧屈挤压绕转，带动两臂前后摆动等。以腰为枢纽带动肢体运动，往往是动作协调能力高低的评判标准。

三指周身一体的形体运动。五禽戏在模仿动物外形动作时，充分顾及了身体各个部位关节和肌肉的锻炼。综合各戏，对躯干来说，自上而下有头、颈、胸、背、胁肋、腰腹、骨盆、尾闾、会阴的运动；对上肢来说，有肩、肘、腕、掌、指的运动；对下肢来说，有胯、膝、踝、足、趾的运动。五禽戏的编创，不仅注重身体全方位运动，还加强了手指、脚趾等远端关节和肌群的锻炼，如虎、鹿、熊、猿、鸟的五种手型的变化就是针对手指的运动，鹿奔的换步和猿提的提踵起到了加强脚趾运动的作用。同时还注重对平时较少活动的关节和肌肉群的锻炼，如猿提的缩项、耸肩、夹肘、提腕、含胸、收腹、提肛、提踵等，形成对心肺的上下、左右挤压，起到自我按摩心肺、防治脑供血不足等作用。其中缩谷道、提会阴，使不经常锻炼的会阴部肌肉微微收缩刺激，有利于任督二脉气机的流通。

三、外引内导，形松意充

形、神、意、气是五禽戏锻炼的核心，四者之间存在相辅相成、互有促进的关系。简而言之，神的功能体现于意，意为气之帅，气周流于全身，把形与神又结合成一个整体，谓之形神合一。无论是神还是形，都依靠气来充养，二者的功能也是依赖气的维持。形、神、意、气在五禽戏锻炼中的体现，主要是要做到外引内导、形松意充。

晋李颐注释《庄子·刻意》时将"导引"解释为"导气令和，引体令柔"。所谓"导气令和"，是指疏通调畅体内气血和调顺呼吸之气；所谓"引体令柔"，是指运动关节、韧带、肌肉等，使之松柔灵活。呼吸是人们最基本的生命活动，具有促进人体气机升降开合与强化人体真气生发运转的作用。由于人体是一个以五脏为核心、通过经络维系的有机整体，当习练者形体按照特定规律运动时，亦可影响、牵动全身气机的变化。五禽戏是模仿动物姿势，以动为主的功法，根据形体的升降开合，外以形体引气，内以呼吸合形，就可直接影响人体气机的变化，其规律是起吸落呼，开吸合呼，先吸后呼，蓄吸发呼。虽然五禽戏的"形"显示于外，"气"蕴含于中，但实为内在的"神""意"所系。五禽戏的外形动作既要仿效虎之威猛、鹿之安舒、熊之沉稳、猿之灵巧、鸟之轻捷，还要内求蕴含"五禽"的神韵，意气相随，内外合一。如"熊运"，外形模仿熊站立，腰腹部立圆摇晃，带动两手在腹前摩运，呼吸配以提"吸"落"呼"，引导体内丹田之气也随之运使。这样一个外引内导所产生的效果与习练者的形体放松、五禽意念的充实程度有关。而当外引内导高度协调、形松意充后，再要求丹田之气在腹内鼓荡，如海浪滔滔，带动腰腹和手臂运行，内外合一，以达到"心息相依"的要求，练功效果更为明显。

五禽戏习练时要求"动缓息长"，就是动作要柔和缓慢，呼吸要细匀深长，而要达到这个要求必须做到形松意充。所谓形松，就是指形体放松。形体要做到放松，必须以精神放松为前提，没有轻松的内在精神，形体是无法真正放松的。形松包括皮、肉、筋、骨、脉、关节、内脏等的放松，初始练功可先从肌肉、肌腱、韧带等处于相对稳定、平衡的状态入手放松。需要指出的是，放松不是松松垮垮，而是在保持身体姿势正确的前提下，逐步放松，做到舒适自然，不僵硬，不拿劲，不软塌。所谓意充，是指意念贯充周身形体。因为气随意动，当习练者意念贯充于形体之中时，气也必定会随之充盈全身，气充足可使身体各组织器官的物质之功能得以强化，血液濡养之效果得以体现。其实五禽戏的意充，主要是五禽神韵和形体动作的结合。五禽戏外仿动物姿势，内求五禽神韵，加之以"戏"营造独特的练功情境，唯有形松意充，才能外引内导，以心交天地，以情容万物，渐至形神俱妙，而化为天人合一的身心境界。

四、动静结合，练养相兼

"动"象征着"练"，"静"蕴含着"养"，"动主养形，静主养神""能动能静，所以长生"。五禽戏通过模仿虎、鹿、熊、猿、鸟五种动物的姿势和神韵进行锻炼，自然属于仿生动功的范畴，但绝不是单纯地强调"动"起来，重视练而缺乏养。就其动而言，五禽戏的肢体之动，绝不是纯粹、盲目的动，其一招一式必要合乎五种动物运动规律之辙，且在专心致志模仿五禽神韵的意识主导下，配合呼吸去完成动作，这种"动"体现着一种沉静轻灵之意，明显区别于力图超越自我极限的竞技运动。就其静而言，练功时心神只要专注五禽神韵，做到动而不妄动，专一而不杂，用之而不过，就具有"静"的内涵，符合养生之道。但是五禽戏的"静"中也暗寓着"动"，潜伏着五禽神韵转换的合理运动，即仿效虎之威猛、鹿之安舒、熊之沉稳、猿之灵巧和鸟之轻捷，同时引导着形体动作合乎规律的外在变化。通过上述锻炼，自然能够达到动中含静、静以御动、动静相宜、动静相错、动静合一、练养相兼的境界。

五禽戏的起势、收势、每戏中柔和缓慢的定势以及每戏结束后的短暂静功站桩，诱导习练者进入相对平稳的状态和"五禽"的意境，以此来调整气息，宁心安神，起到"外静内动"的功效。每戏的肢体运动，形显示于外，但意识、神韵贯注于动作中，排除杂念，思想达到相对的"入静"状态，体现的是一种"外动内静"。五禽戏每戏结束中的呼吸调整、意念转化等是保障动静结合、练养结合的前提。短暂静立站桩在整套功法中，相对而言体现的是一种"静"，而这种"静"恰恰为呼吸调整、意念转化等提供了机会，并具有"养"的作用。每一戏结束时，意念都会通过意会各种动物的神韵而得到内在转化，此时习练者可以体会到体内的气息运行以及"五禽"意境的转化。长期坚持这种转化练习，自会帮助人的精神情志得到转换调解，缓解精神紧张，并能提高其情绪的稳定性，减轻心理压力，保持心理健康与审美愉悦。每戏的具体动作相对而言体现的是一种"动"，这种"动"是意念集中关注下"练"的结果，是一种排除杂念、调心入静的意念动作，同样体现的是动与静、练与养的辩证统一。

第三节　功理要旨

功理要旨是指练习健身气功·五禽戏所必须掌握的旨趣和要义，是打开五禽戏功法理论和技术关键的钥匙。通过对功理要旨的学习，可以从中国传统文化、中医学、运动科学、美学等多学科进一步加深对五禽戏的认识，从而帮助习练者更好地理解动作内涵，领悟功理作用。

一、五禽秉性，对应脏腑

《说文解字》中说："禽，走兽总名。"《白虎通义·田猪》中记载："禽者何？鸟兽之总名。"当然，鸟与兽是不同的，"二足而羽谓之禽，四足而毛谓之兽"。五禽戏中有虎、鹿、熊、猿四兽和鸟一禽，混称为五禽。按照中国天道自然观，人类要纠正已经偏离自己的自然天性，达到健康长寿，是可以通过导引的方式来恢复的。"物类相致"，人类所应有的自然本性，在与人相类的物那里也应该有，要想恢复它，可道法于自然。自然界中具备健康长寿之特性、与人的生命特征相类的，就是那些可以呼吸的动物了。由此，我国古人很早就已通过效仿某些动物的行为特征，来帮助人恢复自己的本性。

自然界的动物那么多，为何华佗会选择模仿虎、鹿、熊、猿、鸟五种动物用来编创五禽戏？这可能与华佗受当时已经存在的仿生导引的启示有关，也与当时追求长生和生命主题的文化观念有关。将华佗编创的五禽戏与《淮南子》中的六禽戏相比较，发现华佗的五禽少了"凫""鸱"两种动物，而这两种动物又同属于"禽类"，可能因此就把它们相并为一，并以鸟代表一类，再加上"鹿"。如此取舍，可能是华佗看到了不同种类动物所具有的特殊的秉性和健身价值。华佗选择虎，可能与其为百兽之王，象征神威与王权统治有关；选择鹿，可能与其象征长寿、吉祥的观念有关；选择熊，可能与其悍猛且直立如人有关；选择猿，可能与其具有灵性、神性（自由性）、兽性而酷似人类有关；选择鸟，其最初原形应当是"鹤"，可能与飞天、羽化升仙、神仙长寿等长生不死的观念有关。华佗看到了五禽的生命规律与人的一致性，人只要按照五禽的秉性，模仿学习虎之威猛善捕食、鹿之安舒善角抵、熊之沉稳善漫步、猿之灵巧善跳跃、鸟之轻捷善飞翔，就可增强自身的本领，达到祛病强身、"以求难老"的目的。

根据中医的脏象学说，五禽戏的虎、鹿、熊、猿、鸟五禽，按照其秉性，分别对应的是人体的肝、肾、脾、心、肺五脏，即所谓五禽配五脏。虎戏主肝，肝在五行属木，其华在爪，在体合筋，与胆相表里，虎戏通过手型（撑掌、虎爪、握拳）的变化和两目的怒视，对肝的功能进行有效的调节，能疏肝理气、舒筋活络；鹿戏主肾，肾在五行属水，其华在发，在体合骨，与膀胱相表里，鹿戏通过腰部的侧屈拧转和背部后拱等动作使整条脊椎充分旋转，腰肾、命门、督脉能得到充分锻炼，具有益气补肾、壮腰健骨的作用；熊戏主脾，脾在五行属土，其华在唇，在体合肉，与胃相表里，熊戏运用腰腹运转、左右晃动对脾胃进行挤压按摩，能调理脾胃、充实两肢；猿戏主心，心在五行属火，其华在面，在体合脉，与小肠相表里，猿戏对胸廓挤压、放松，动作变化多样，能养心补脑、疏通血脉；鸟戏主肺，肺在五行属金，其华在毛，在体合皮，与大肠相表里，鸟戏两臂的上下运动改变了胸腔容积，增强了血氧交换能力，能补肺宽胸、调畅气机。五禽戏模仿五种动物的动作和神韵，无形之中通过直接或间接的形式对五脏进行了有针对性的锻炼，因此，学练功法中的任何一戏，既可侧重防治某一脏的疾患，又能兼顾改善其他各脏的功能；若是整套功法完整演练，更是能对人体的五脏进行规律性的良性刺激，利于身体整体机能的优化和提升。

二、活脊柔筋，激发潜力

　　成人脊柱由7块颈椎、12块胸椎、5块腰椎、1块骶骨和1块尾骨组成，椎骨凭借韧带、关节及椎间盘连接而成。脊柱上端承托颅骨，下连髋骨，中附肋骨，并作为胸廓、腹腔和盆腔的后壁。脊柱具有支撑躯干、保护内脏、贯穿脊髓和进行运动的功能。现代医学认为，人体的任何肢体活动都与脊柱里面复杂的神经中枢关系紧密，作为神经中枢重要组成部分的脊髓，从头至尾贯穿于脊柱正中的椎管内，其上与脑干相连，其下与周围神经相连。人体若能规律性运动脊柱，就会对整个神经系统产生刺激作用，其结果可加强神经的营养作用，同时也可促进神经—内分泌—免疫网络的联系，对身体机能产生全面的促进作用。从中医学的视角来看，脊柱是督脉通行的部位，六条阳经都与督脉交汇于大椎，督脉有调节阳经气血的作用。由此可见，注重脊柱的锻炼保护，对于促进身体健康具有重要意义，正所谓"腰脊中正顶劲领，气遍周身任督行"。

　　人的各种肢体运动，如俯、仰、屈、伸、开、合、折叠、旋转等，实质表现在脊柱上只有屈、伸、侧屈、回旋四种基本运动。可以说人体所做的很多动作，都是脊柱的四种基本运动与上肢、下肢运动相组合而成的。五禽戏非常重视脊柱的全方位锻炼，并强化通过脊柱运动带动四肢百骸的运动，进而达到健身、益智、防病、延年的目的。具体而言，虎扑、鹿奔、鹿抵、熊运、熊晃、猿摘、鸟飞等动作，体现了脊柱的运动：虎扑的前扑动作，是在体前屈时最大幅度的脊柱伸展动作，古人称为"长引腰"；鹿抵则是脊柱的侧屈加拧转，形成对一侧脊柱的挤压和另一侧脊柱的拔长，即腰脊拧转；鹿奔中腰背部形成的"横弓""竖弓"到两弓的展开，是脊柱的前屈动作；熊运是腰脊竖直面的运动；熊晃不仅有腰脊的屈伸回旋，还有由此而带来的重心前后移动，四肢与躯干的协调配合；猿摘中有脊柱的屈伸回旋，以此带动手臂的运动；鸟飞则是依靠脊柱的屈伸来带动两臂的开合升降。五禽戏中整条脊柱全方位地规律性运动，还可牵动脊柱两侧的骶棘肌同时做立体螺旋收缩、伸拉运动。骶棘肌纵列于背部正中线两侧，充填于棘突和横突之间的槽沟内，是人体最长的肌肉。这种人体最深层肌肉的运动，正是五禽戏内外相合、疏通经络、益寿延年的物质基础。长期坚持练习，能使脊柱处于活动状态，可以舒筋活血、通经活络，使受损的肌肉、肌腱、韧带逐渐恢复弹性，增强肌力，润滑关节，同时刺激脊髓中的神经束，激发人体自愈能力，提升人的生命质量。

三、血脉流通，病不得生

华佗说："动摇则谷气得消，血脉流通"，"病不得生"。可见"血脉流通"是人体健康的保证和延缓衰老的根本要旨。虽然宇宙万物都在不断地运动变化，四时交替，寒去暑来，但人体的精气和血脉应以流通为贵，这是维持人体正常生理功能的重要环节。血脉，亦称脉、脉管、经脉、脉络，是血液循行的通道。故"经脉者，所以行血气而营阴阳，濡筋骨，利关节者也"。"人之一身，经络贯串为之脉。脉者，血之隧道也。血随气行，周流不停"。广义上讲，华佗所说的"血脉流通"，既应包括血液的流通，还应有经络的畅通。因为在中医基础理论里，气属阳，血属阴；虽有"气主煦之，血主濡之"的功能差别，但又存在着"气为血之帅""血为气之母"的阴阳和合关系，二者不可分离。《黄帝内经·灵枢·天年》中指出："五脏坚固，血脉和调，肌肉解利，皮肤致密，营卫之行不失其常，呼吸微徐，气以度行，六腑化谷，津液布扬，各如其常，故能久长。"说明只要人的五脏坚实牢固，血脉和畅调适，营卫二气运行通畅而不失其常，人体各组织器官运转正常，则人必致久长。现代医学的解剖、生理、病理学说也是如此，各系统、组织、器官乃至细胞，都存在着各种特殊用途的空腔、管道和通路。大的如心腔、胃、肠、膀胱以及支气管、肝胆管、输尿管等，小的如血管、淋巴管、腺管以及血管壁的通路、细胞代谢通道。这些大大小小的腔、管道，必须保持"通"的状态，才能使脏腑组织器官维持正常的生理功能。

　　采取何种形式的积极方法和手段，才能促进气血流通这种内在的运动状态得到保持和加强，达到防范疾病产生、延缓衰老的效果呢？《圣济总录·第199卷·神仙导引》认为："人之五脏六腑，百骸九窍，皆一气之所通。气流则形和，气壅则形病。"《吕氏春秋·尽数》中则说："形不动则精不流，精不流则气郁。"由此可知，精气贵乎流通，而精气流通的先导，在于形体运动。从精气充养形体的依附关系上讲，精气是基础，是本，形体是间架，是标。因形体又是精气汇集与流通的场所，所以说形体不可一日不动，只有像流水那样川流不息，像门的转轴一样转动不已，精气才能灌注全身，营养五脏六腑、四肢百骸。五禽戏继承了华佗"人体欲得劳动，但不当使极尔"的养生思想，即提倡通过模仿虎、鹿、熊、猿、鸟的动作和姿势舒展肢体、活络筋骨，也强调"行不欲至劳，频行不已，然宜稍缓"。所以，具有调理气机、周流荣卫、行气活血、舒筋健骨等效用的五禽戏，"实养生之大律，祛病之玄术矣"。当然，五禽戏之所以能够使习练者筋骨灵活、体质增强、祛病延年，究其实质是因为通过模仿五禽姿势的升降开合和意念、呼吸的引导这种特殊锻炼手段，不断提高全身上下内外气血脉络的通透水平。概而言之，五禽戏"动形养生"的根本内在健身机理，即在华佗"人体欲得劳动，但不当使极尔，动摇则谷气得消，血脉流通，病不得生"的养生论断中，一旦离开"血脉流通"这个宗旨，疾病就会发生，采用任何方式、手段健身养生都是徒劳无功的。

四、禽"戏"为境，畅志宁神

《黄帝内经·上古天真论》中指出："恬淡虚无，真气从之，精神内守，病安从来。"意思是说人若能保持安静愉快的心情，精神固守于内，人体的一切机能都会正常发挥而不受干扰，就不会生病。人是一个极其复杂的有机体，七情六欲，人皆有之，属于正常的精神活动，有益于身心的健康。但突然、强烈或长期持久的情志刺激，一旦超越了人体本身的正常生理和心理适应能力，就会引起人体内阴阳紊乱，损伤机体的脏腑精气，导致或诱发人体疾病的发生。中医理论认为，人有喜、怒、忧、思、悲、恐、惊的情志变化，亦称"七情"。不同的情志变化，对人体各脏腑有着不同的影响，而人体脏腑气血的变化，也会影响情志的变化。因为人的情志活动，必须要以气血作为物质基础，气血源于脏腑正常的生理活动，而脏腑之所以能维持正常的生理功能，又必须依赖于气的温煦、推动和血的滋养。七情之中的怒、恐、思、喜、悲称之为五志，五志与五脏有着密切的维系。《黄帝内经》中有"怒伤肝，悲胜怒""喜伤心，恐胜喜""思伤脾，怒胜思""忧伤肺，喜胜忧""恐伤肾，思胜悲"等理论。医家言：情可致病，亦可治病。这一观点被广泛应用于临床实践和保健养生学中，对于防病祛疾、益寿延年起着不可低估的作用。华佗就曾运用情志之法治愈某郡太守的疾病。《后汉书·华佗传》云："有一郡守笃病久，佗以为盛怒则差。乃多受其货而不加功。无何弃去，又留书骂之。太守果大怒，令人追杀佗，不及，因瞋恚，吐黑血数升而愈。"

五禽戏的动作遵循着"戏"的形式，"戏"有玩耍、游戏之意，即通过游戏这种无功利化的活动方式给人带来心理上的审美愉悦。五禽戏意念运用极为独特，是通过亦"仿"、亦"戏"的意念形式充分表现五禽的内在神韵，无形之中已巧妙运用情志之法颐养心神、祛病延年。五禽戏这种假戏真想的意念形式，随着练功层次的递进，还可根据五禽配五脏的关系，意想并表现各禽所属之脏的相关情绪来进行强化，即肝怒、肾恐、脾思、心喜、肺悲，既可锻炼情绪的可控制性，增强意识的自控能力，也可利用情绪来加强五脏"生长化收藏"的气化作用。虎戏主要表现肝之怒，有助于气的生发。人若生气是激怒而瞪眼怒视，实际上是气上冲、生发多了。常人多是怒而多郁，生发之气往往不能正常运化开而呈现出壅结之病态。练虎戏时意想猛虎，虽威严怒视，但此怒而不郁，可助习练者气之生发，强化练功效果。鹿戏主要表现肾之恐，有助于气的蛰藏。恐是怵惕之意，指小心谨慎的心情，这种心理状态可防止气之外散、加强气的收藏。练鹿戏时意想梅花鹿有战战兢兢之恐，但恐而不惧，迈步轻灵，可助习练者气深藏于内，以强化肾的蛰藏功能。熊戏主要表现脾之思，有助于气之化。《黄帝内经·素问·举痛论》中说："思则心有所存，神有所归，正气流而不行，故气结矣。"练熊戏时意想憨熊有深思之状，有助于加强脾之化变功能。猿戏主要表现心之喜，有助于气的成长繁盛。人喜则眉开眼笑，能通达神情，亦利于畅通血脉。练猿戏时意想猿猴喜于心中，有助于增强气之活力，调畅人体气机无阻。鸟戏主要表现肺之悲，有助于气之收。肺主一身之气的敷布与调节，而悲叹之情利于气之收敛。练鸟戏时意想仙鹤略存悲情，可助气之内收，并增强肺的肃降功能。学练五禽戏特别要注重自我修养，因为无形之中要练五脏的情志，强化情志与气之间的依存关系。此功法通过意想五禽所配五脏之情志，加强情绪对人体真气的统率能力，进而能促使习练者保持心平气和的心理状态，对防治身心疾病、提升整体健康水平颇有成效。

第四节 健身效果

五禽戏功法特点鲜明，功理要旨清晰，只要习练者认真学习、体会、掌握这些要点，并持之以恒地坚持锻炼，就能有效提高身体素质，改善健康状况，起到祛病强身、延年益寿的作用。实验证明，五禽戏锻炼对人的生理、心理、生化、免疫等指标均会产生积极影响。

一、生理机能，明显提高

生理机能是指人体各器官系统发育是否良好、功能是否健全、运转是否自如等，是衡量人体是否健康的重要标志，常见的衡量指标有脉搏、血压、肺活量等。

研究显示，6个月的五禽戏锻炼可以使中老年习练者的腰围、腰臀比较锻炼前明显降低，肺活量、握力显著提高，跟骨骨密度增高，收缩压、舒张压下降，柔韧、力量指标和平衡能力等都有不同程度的升高，神经反应能力也得到增强。

通过对不同性别和年龄人群的动态心率遥感测试得知，在全套五禽戏功法练习时，40名习练者达到靶心率的平均时间为：男性9分钟左右、女性10分钟左右，总时间的百分比为：男性69%、女性77%，表明五禽戏为中等强度的有氧运动，练习时平均心率大部分时间处在有氧运动的靶心率范围内，运动负荷强度符合体育健身的基本原理，适宜养生保健（图5、图6）。

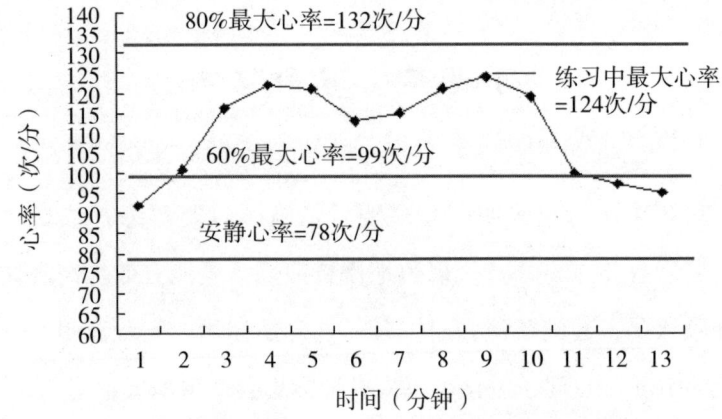

图5 女性练习者一次五禽戏练习的心率变化

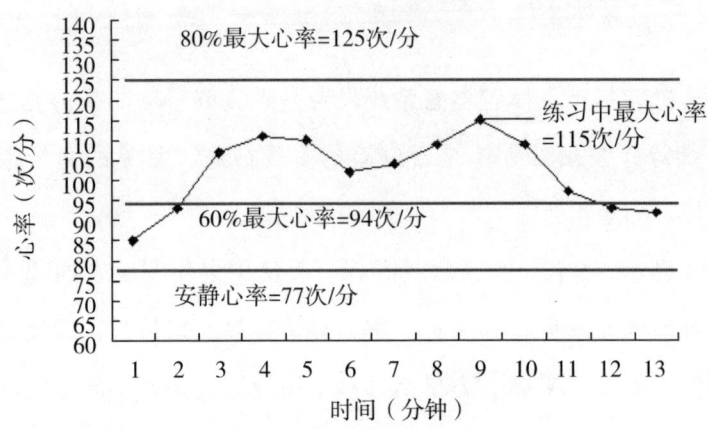

图6 男性练习者一次五禽戏练习的心率变化

五禽戏编创时，注意加强了对平时活动较少或为人们所忽视的肌肉群的锻炼。例如，"鹿抵"中腰脊部侧屈拧转，压紧一侧腰部，另一侧腰背部和胁肋部借助上举手臂后伸，得到充分牵拉。此动作需要不常用的肌肉群（手掌外侧肌群、大腿内侧肌群、背脊部肌群等）参与才能完成。鹿奔的竖弓、横弓，"熊运"的腹部摩运和熊晃的提髋行走，猿提的收腹提肛和猿摘的屈腕撮钩，鸟伸的躯干反弓和鸟飞的独立展翅等动作，对不常用的肌肉群进行了有效锻炼，使全身血液得到更合理的分配，神经得到更有效的刺激。

另外，五禽戏特别注意手指、脚趾等关节的运动，以达到加强远端血液微循环的目的。如虎举中虎爪掌型的变换运用，通过手指的屈伸、旋拧等有力地刺激了手指末端关节，长期练习可增强手的握力。鹿角、熊掌、猿钩、鸟翅在具体动作中的运用，都可不同程度地增强上肢远端血液微循环，起到疏通经络、活跃气血的作用。

五禽戏以仿生导引为主，习练过程中要求"入戏"，讲求"形、神、意、气"的互相配合，每戏动作充满了对称与和谐，体现出了内实精神、外示安逸、虚实相生、刚柔相济的要求。在练习过程中意动形随、神形兼备，明显提高了专注力，有效地建立了神经系统与动作的和谐一致，从而使习练者对信号的反应能力以及动手操作能力得到协同发展，有利于保持良好的精神状态和人格气质。

二、心理状况，积极影响

心理健康是指对于环境及周围的人、事、物具有高效而愉快的适应能力，可以从六个方面来衡量：正常的智力、较强的社会适应性、健全的意志品质、心理特征符合心理年龄、健全的人格、较好地控制自己的情绪。

长期的五禽戏练习可以有效提升习练者的专注力，特别是对女性中老年人更加有效，而且年龄越大其效果越明显。五禽戏练习对于稳定情绪、调节身心状态、改善生活质量等具有一定效果，并能改善习练者的抑郁、焦虑和紧张状态。50%的习练者感到锻炼后自信心有所增强与提高，在模仿虎、鹿、熊、猿、鸟的动作后心理上有年轻化的感觉，说明五禽戏可以调节习练者的神经过程和个性心理品质，改善习练者的精神和社会生活状况。

从传统文化而言，五禽戏产生心理效应的机理可概括为以下三点：其一，健身气功的实质是对人体形气神的综合锻炼和调控。古人把人的精神与人的肉体看作一个整体，并以此观察人的生命活动，认为人是形气神三位一体的生命体。《淮南子·原道训》中说："夫形者，生之舍也；气者，生之充也；神者，生之制也。一失位则三者伤矣，是故圣人使人各处其位，守其职，而不得相干也。故夫形者，非其所安也而处之，则废；气不当其所充而用之，则泄；神非其所宜而行之，则昧。此三者，不可不慎守也。"五禽戏强调将意识的运用贯穿始终，即做到精神放松、形意相合、神注戏中、气随形动。在练功过程中，注重形体导引与意念调节相配合，做到人入戏中、境随戏转。其二，发挥形气对神的相互关联效应。五禽戏通过动作导引，动诸关节、畅通经络、调和气血，从而改善精神情志，所谓"气和则志达"。其三，五禽戏的特定要求对神的调节。如虎扑中，两手下扑意想自己化身猛虎按住猎物；猿提时，通过手、脚、身、眼的协调配合，表现出猿猴的机警、敏捷。长期锻炼，对人的情绪改变和意念控制能产生潜移默化的影响。

五禽戏属于有氧代谢运动，可缓解、消除精神紧张、忧郁等症状，使习练者的自信心增强。五禽戏对情绪的良好影响主要表现在两个方面：一是排遣来自精神方面的不良因素，锻炼意志，增强毅力，从而提高机体的抵抗能力；二是可以缓解精神疾患的某些症状，使习练者能经常保持饱满的精神状态和生活信心。

五禽戏在锻炼过程中注重调身、调息和调心的和谐统一，可以促进神经系统的反应敏捷性，恢复神经系统的年轻态，增强神经系统和肌肉系统之间的协调功能，防止神经反应和四肢动作的过早衰老，使习练者因此而获得身心和谐，而对不良的身心反应产生积极影响，使习练者产生心理年轻化的感觉。

五禽戏要求练功者在练功前和练每一戏时都要进行意念的调节，即"调心"。练功前意守丹田，排除杂念，使思想集中，做到心静神凝。而在练习每一戏时，要求进入该角色的意境，把注意力集中在动作上。心神的调摄可以帮助习练者调节精神情志和心理状态，缓解精神紧张，减轻心理压力，保持健康的心理状态。通过五禽戏锻炼，中老年人的心肺、消化、神经、免疫、运动等系统功能得到明显改善，进而促进和提高了中老年人心理健康水平。

三、生化指标，显著改善

生物化学是研究生命物质的化学组成、结构及生命活动过程中各种化学变化的学科，生化指标具体指的是反映生物体分子结构与功能、物质代谢与调节以及遗传信息传递的分子基础与调控规律的各种指标，如酶、激素、蛋白质等。

长期的五禽戏练习能够有效降低红细胞聚集指数、血沉、纤维蛋白原，使全血高切黏度、全血低切黏度和血浆黏度下降，改善血液的流变性；同时能够降低血液中总胆固醇、低密度脂蛋白的含量，提高血液中高密度脂蛋白的含量，减少心脑血管疾病的致病因素，并对血脂异常患者有显著的调脂作用，还可使外周血超氧化物歧化酶活性提高，自由基损伤延缓，中老年人的性激素分泌水平提高。

有氧运动对血脂代谢的影响是通过降低血浆中甘油三酯（TC）、血清总胆固醇（TG）水平，促进TG的转运和降解，并且可能通过导致胆固醇逆相转运能力的增加，引起血液中高密度脂蛋白（HDL-c）的升高和低密度脂蛋白（LDL-c）的降低，使HDL-c/LDL-c比值升高，有利于外周胆固醇向肝脏中的转运和降解，从而促进机体血脂代谢的改善，缓解心脑血管疾病的发生和发展。研究结果显示，长期五禽戏练习对降低中老年女性TC水平、调节脂代谢具有良好的作用。经过3个月的五禽戏锻炼，实验组男性受试者血红蛋白和红细胞数增加显著，表明五禽戏练习对中老年习练者血液载氧能力作用明显，可以减少血液黏稠度。

五禽戏属于仿生导引类功法，习练过程中要意念某一动物，并进入到游戏之中，表现出相应的神韵，有利于缓解习练者的焦虑、抑郁等心理情绪，长期锻炼能影响生长激素、胰高血糖素、肾上腺等激素的分泌量。因此，坚持习练五禽戏功法，对控制、改变激素分泌水平，保持各项生化指标处于正常范围具有积极作用。

四、免疫功能，得到增强

免疫是人体的一种生理功能，人体依靠这种功能识别"自己"和

"非己"成分，从而破坏和排斥进入人体的抗原物质，或人体本身所产生的损伤细胞和肿瘤细胞等，以维持人体的健康。免疫系统是由免疫器官、免疫细胞和免疫活性物质组成的。

长期的五禽戏锻炼对习练者的免疫机能具有良好的改善作用。实验证明对NK细胞活性、外周血T淋巴细胞均能产生积极影响。NK细胞又叫自然杀伤细胞（natural killer cell，简称NK），是机体重要的免疫细胞，与抗肿瘤、抗病毒感染和免疫调节有关。外周血淋巴细胞（peripheral blood lymphocyte，简称PBL）是血液循环中的淋巴细胞，由T细胞和B细胞组成，T细胞具有细胞免疫及免疫调节等功能。已有研究显示，长期适度的有氧运动可以增加NK细胞活性，这在五禽戏功法练习中也得到了验证。经过3个月的五禽戏锻炼，练功组女性受试者NK细胞活性增强；6个月后，练功组男、女受试者NK细胞活性均增强，并具有显著的统计学意义。表明长期坚持五禽戏锻炼可以增强受试者NK细胞活性，提高机体的自然免疫能力。

五禽戏属于中等强度的有氧运动，注重对人体形、意、气的调节，可以有效改善习练者的精神状态，而人的精神状态与细胞免疫功能有着内在的联系。生理学已证实，人的意念、思维活动能够通过大脑中枢神经系统来影响植物神经系统，从而调节内脏活动。长期的调心，能增强大脑对植物性神经及腺体的调控能力，改善这些腺体的分泌功能，调整激素的分泌，影响机体外周血T细胞亚群的分布。五禽戏练习时要求把不利于身体健康的情绪变化和思想杂念排除掉，进入演练五禽戏的意境，以抵御各种外界因素对机体的不良刺激，调节中老年人免疫平衡机制。功法锻炼过程中的一些特定要求，如逆腹式呼吸、提肛呼吸等能调节植物性神经，意守动作过程和五禽神韵可有效改善习练者的情绪与心境。当然，机能的改善程度还同其原来的身体素质、性别和年龄段等有关，这就要求加强个性化锻炼，根据习练者的不同情况适时调整运动负荷。

五、康复保健，防治疾病

五禽戏习练要求引挽腰体，动诸关节，无论是躯干的前俯、后仰、侧屈、拧转，还是四肢的收放、屈伸、摆转、折叠，都是以腰为主导，进而牵动四肢百骸、引动诸关节向各个方向运动。这种脊柱的全方位运动，动作看似简单，但对当今由于不良生活方式引起的颈椎病、腰肌劳损等疾患具有针对性的预防和康复作用。

五禽戏锻炼不仅要注重每一个动作的运动幅度、方向变化、节奏韵律以及肢体间的协调配合，同时还要求动作中贯注意念，以及动作与呼吸的配合，强调内动带动外动、内强而外壮，可以有效调理脏腑、疏通经络、培育元气、强壮身体，这对习练者特别是慢性病患者尤为适用。

五禽戏练习过程中要求松紧结合、动静相兼。"松"是指习练时肌肉、关节以及中枢神经系统、内脏器官的放松。在意识的主动支配下，逐步达到呼吸柔和、心静体松，同时松而不懈，保持正确的姿态，并将不断加深放松程度。"紧"是指习练中适当用力、缓慢进行，主要体现在前一动作的结束与下一动作的开始之前，如虎举中的握拳和撑掌、虎扑中的引腰与下按、鹿抵中的伸臂转体等。紧在动作中只是一瞬间，而放松须贯穿动作的始终。松紧配合适度，有助于平衡阴阳、疏通经络、分解黏滞、滑利关节、活血化淤、强筋壮骨、增强体质。

五禽戏的提脚上步、提踵站立、单腿独立动作较多，对发展下肢肌肉力量、提高平衡能力、防止跌倒有非常好的作用。许多动作要求手指用力撑、抓、握，不仅使前臂及手部肌肉群得到充分锻炼，而且对促进远端手指微循环功能有着显著功效。

长期规律的五禽戏锻炼可以帮助一些慢性病患者尽早康复，起到防治疾病的效果。诸多研究显示，功法锻炼对类风湿关节炎的病情有较好的防治作用；能有效改善稳定期慢性阻塞性肺疾病患者的肺功能和呼吸困难症状，缓解或阻止肺功能下降，改善活动能力，提高生活质量；对高血压、糖尿病、高血脂等慢性病患者也可起到很好的保健康复作用。

第二章 健身气功·五禽戏功法功理

在功法锻炼过程中，功理是指导技能操作实践的方向、依据和原则；缺少理论指导，五禽戏就变成了"五禽操"。五禽戏不是单纯的套式练习，除了技术动作，还有基本功、呼吸方法、意念运用等一系列练习内容，涵盖了调身、调息、调心以及三调合一等诸多方面。本章详细论述了以上几个方面的内容，可以帮助习练者理解和掌握相关知识，方便学练技术，提升练功水平。

第一节　功法基础

功法基础主要从手型、步型、平衡、呼吸、意念、桩功、肩臂练习等方面展开，目的是帮助习练者尽快掌握五禽戏技术动作的基础。既可以单独练习，也可以在五禽戏套路练习前进行，长期坚持可以帮助习练者进一步领悟动作要领和功理要旨。

一、手型

（一）虎爪

五指张开，虎口撑圆，第一、二指关节弯曲内扣（图7）。

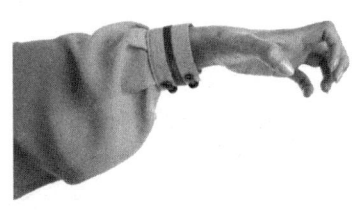

图7

（二）鹿角

拇指伸直外张，食指、小指伸直，中指、无名指弯曲内扣（图8）。

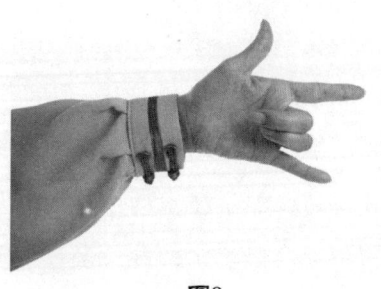

图8

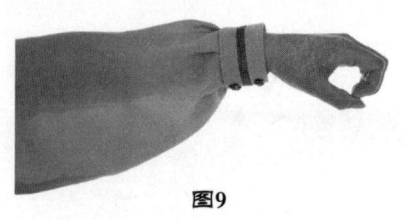

图9

（三）熊掌

拇指压在食指指端上，其余四指并拢弯曲，虎口撑圆（图9）。

（四）猿钩

五指指腹捏拢，屈腕（图10）。

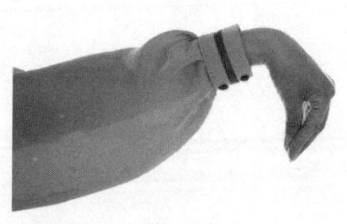

图10

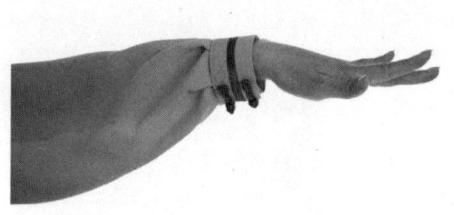

图11

（五）鸟翅

五指伸直，拇指、食指、小指向上翘起，无名指、中指并拢向下（图11）。

（六）握固

拇指抵掐无名指根节内侧，其余四指屈拢收握（图12、图13）。

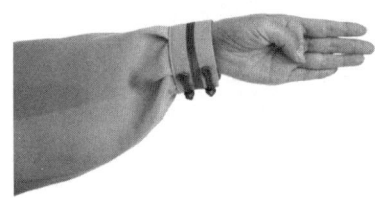
图12

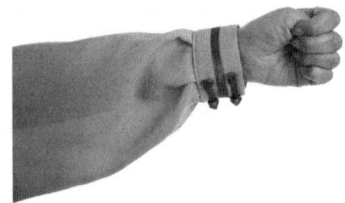
图13

二、步型

（一）弓步

两腿前后分开一大步，横向之间保持一定宽度。前腿屈膝前弓，大腿斜向地面，膝与脚尖上下相对，脚尖微内扣；后腿自然伸直，脚跟蹬地，脚尖稍内扣，全脚掌着地（图14）。

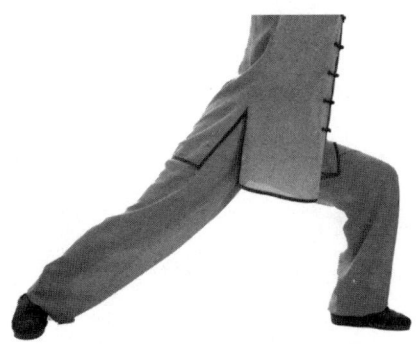
图14

（二）虚步

两脚间距约10厘米，一腿向前迈出，脚跟着地，脚尖上翘，膝微屈；后腿屈膝下蹲，全脚掌着地，脚尖斜向前方约30°，臀部与脚跟上下相对，身体重心落于后腿（图15）。

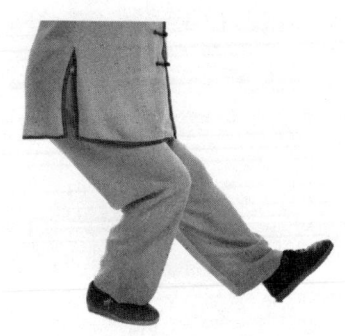

图15

（三）丁步

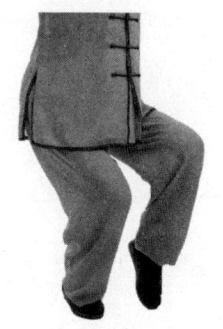

图16

两脚左右分开，间距约1/2肩宽；两腿屈膝下蹲，一腿脚跟提起，前脚掌着地，虚点地面置于另一腿脚弓处；另一腿全脚掌着地踏实（图16）。

（四）后点步

一腿向前迈出，膝关节自然伸直，全脚掌着地；身体重心置于前腿，后腿自然伸直，脚面绷紧，脚尖点地（图17）。

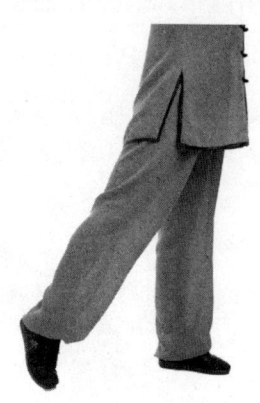

图17

三、平衡

（一）提膝平衡

一腿直立站稳，上体正直；另一腿在体前屈膝上提，小腿自然下垂，脚尖向下（图18）。

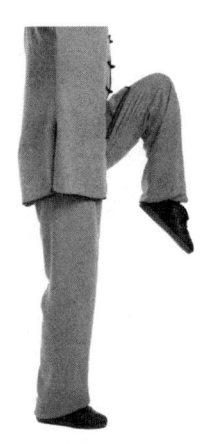

图18

（二）后举腿平衡

一腿直立站稳，另一腿伸直向体后举起，脚面绷平，脚尖向下；挺胸，塌腰（图19）。

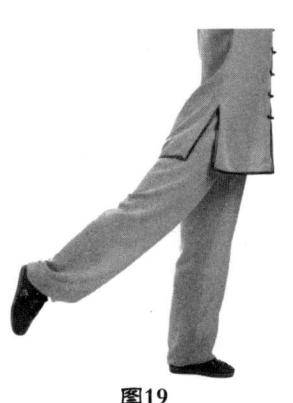

图19

四、呼吸

（一）呼吸的作用

1. 静心止念

止念是指摒弃杂念，以便入静，是练好五禽戏的关键点。五禽戏练习可以把精神集中到呼吸上，借助调息来入静。首先是把意念集中到呼吸时胸部和腹部的起伏上，进而再把意念集中到呼吸出入的气流上。当精神全部集中到呼吸上时，心无它念，身心放松，就会进入到五禽练习的意境中。

"息调则心定"。刚开始练功时如果安静不下来，可以先把精神集中到呼吸上来，借助呼吸来入静。因此，调息可以作为调心的辅助手段。五禽戏习练中要求身体安舒、呼吸自然，因为"使气则竭，屏气则伤"，根据形体活动、呼吸吐纳、心理调节相结合的需要，要求"吐唯细细，纳唯绵绵"，达到呼吸吐纳与身体动作的密切配合，以及呼吸吐纳与"心平意静"的心理调节相配合的"息调心定""气定神敛""内外兼修"。

松静和调息结合得好，才能"腹胁空松气腾然"。如起势调息，松静站立，调匀呼吸，感受胸腹随着呼吸一起一落，随着大脑的慢慢入静，再把注意力集中在呼吸的气流上，使气息逐渐达到细、匀、深、长的状态，这时杂念消除，心静如水，内外两忘，身心放松。

2. 吐故纳新

习练五禽戏时通过有意识的呼吸锻炼，可使人体更有效地吸入大自然的清气，呼出体内的浊气，达到吐故纳新、调节和改善人体呼吸系统功能及各组织器官生理功能的作用。

五禽戏习练主张随着习练程度的加深，慢慢由胸式呼吸过渡到腹式呼吸。腹式呼吸能够有效增加膈肌的活动范围，而膈肌的运动直接影响肺的通气量。研究证明：膈肌运动每下降1厘米，肺通气量可增加250～300毫升。坚持半年的腹式呼吸锻炼，可使膈肌活动范围增加约4厘米。这对于肺功能的改善大有好处，是老年性肺气肿及其他肺通气障碍有效的康复手段。

五禽戏练习要求动作和呼吸相配合，动作的起落开合与气息的升降出入协调一致，动作缓慢，气息深长，动作呼吸融为一体，有助于增加呼吸的深度，增强吐故纳新的能力。

3. 行气活血

中医学认为：气为血之帅、血为气之母。呼吸是体内真气运行的主要动力，而真气又是血液运行的动力。因此，呼吸练习可以促进体内真气的发生、发展及全身血液的运行和输布，起到行气活血的作用。

例如，在练习"猿提"时，身体收缩的顺序依次是肩胸、腰腹、会阴、膝踝，同时配合提肛进行调息。在躯干依次紧张时，挤压全身尤其是胸腔的血管，而躯干依次放松时则通过横膈肌的下沉扩大胸腔容积，以增强肺部的通气能力，改善脑部供血，达到行气活血的目的。

4. 强壮脏腑

古人云，"呼出心与肺，吸入肝与肾"，是指身体内气的运行。但要实现这一目标，必须把握正确的呼吸方法，呼吸长短、深浅、粗细的不同，可以直接影响相应脏腑的功能。现代医学认为，深长的呼吸锻炼可改变腹腔内的压强变化，腹腔内压周期性的变动能"按摩"肠胃，促进肠胃蠕动，从而改善肠胃及内脏器官的功能。

自然呼吸每次的换气量较小，在这种状态下，容易造成体内的二氧化碳累积，如果再长时间用脑，机体的耗氧量很大，更容易导致脑部缺氧，呼吸器官的功能也会逐渐衰退，全身组织器官也随之产生退行性改变，易引发动脉硬化、高血压、冠心病、充血性心力衰竭、大脑供血不足等多种疾病。

五禽戏习练提倡腹式呼吸，对肝、脾、胃、肠等内脏可以起到规律性、柔和的挤压按摩作用，可以对胃肠蠕动和腹腔脏器的血液循环起到良性刺激，从而增强内脏系统的机能，达到防治疾病和改善生理功能的目的。

（二）呼吸的方法

1. 自然呼吸

自然呼吸不是专指某一种具体的呼吸形式，而是泛指所有在没有任何人为因素干扰下的自在性呼吸。刚开始习练五禽戏，宜采用日常的自然呼吸法，不加意念支配，但实质上是不调息而息自调，呼吸会逐渐随着肢体的升降开合协调配合。对于初学者来说，过分注意对呼吸的各种要求，执意调整，反而容易顾此失彼，成为精神上的负担，出现不应有的紧张，以致呼吸反而不顺畅。

2. 腹式呼吸

练功中通过横膈肌的运动来完成的呼吸为腹式呼吸，腹式呼吸又分为顺腹式呼吸和逆腹式呼吸。

顺腹式呼吸在生理学上也称为等容呼吸。吸气时，腹肌放松，横膈肌随之下降，腹壁逐渐鼓起；呼气时，腹肌收缩，腹壁回缩或稍内凹，横膈肌也随之上升还原。这种呼吸不仅可以加大肺的换气量，而且能对腹腔内脏起到按摩作用。

逆腹式呼吸在生理学上也称为变容呼吸。吸气时，腹肌收缩，腹壁回缩或稍内凹，横膈肌随之收缩下降，使腹腔容积变小；呼气时，腹肌放松，腹壁隆起，横膈肌上升还原，使腹腔容积变大。逆腹式呼吸对于内脏器官的影响较大，有类似按摩或运动内脏的作用，尤其是对于改善肠胃功能有较大的帮助。

这两种呼吸方式在五禽戏习练中均会用到，但是相对来说，顺腹式呼吸在习练的初期用得较多，以后随着功力的加深，逆腹式呼吸的使用会增多。就两者的锻炼效果来说，逆腹式呼吸要比顺腹式呼吸更好，但是在练习五禽戏时应遵循循序渐进的原则，不可勉强为之。

3. 提肛呼吸

练功中把提肛和呼吸配合起来的练习方法称为提肛呼吸，古人也称"撮谷道"。就是吸气时有意识地收提肛门及会阴部肌肉，呼气时则放松肛门及会阴部肌肉。唐代著名医家孙思邈极为推崇此法，他在《枕中方》中说："谷道宜常撮。"肛门位于人体督脉处，"撮谷道"能提升人体中气，强壮脏腑，调节气血，平衡阴阳，对中气下陷的各种疾病，如内脏下垂、脱肛、痔疮等均能起到较好的防治作用。"猿提"和"鹿奔"的动作就是运用了提肛呼吸。

4. 停闭呼吸

停闭呼吸就是让呼吸短暂地"停闭"。停闭呼吸主要有两种形式：（1）吸气—停闭—呼气：在呼吸之间做短暂的停闭；（2）吸气—呼气—停闭：在一个完整的呼吸之后做短暂的停闭。停闭呼吸练习时需要控制好停闭的时间长短，以不紧张、不憋气为准。

五禽戏功法中，几乎每个动作都会用到停闭呼吸法。如虎举，上提时吸气，然后是短暂的停闭，下按时呼气；虎扑在发力后，呼吸都会有短暂的停闭。能够很好地运用呼吸之间的停顿，是功力水平提高的一个标志。

（三）呼吸要求

1. 松静调息

练习五禽戏时，无论选择哪一种呼吸方法，都必须在松静的基础上进行调息。尤其是腰部如果不放松，气就不容易下沉，此时若强行运用腹式呼吸练功，容易出现气憋、胸闷等现象；若情绪不安宁即进行调息锻炼，呼吸就不容易达到细、匀、深、长的要求。在练习五禽戏的起势调息和引气归元时，动作虽然简单，但必须心静体松，才能取得呼吸锻炼的最好效果。

2. 切忌盲目

切忌盲目有两方面的含义：一是指不要随意地选择与自身水平不相符的调息方法；二是指调息的境界与效果，对初学者不能强求深、细、匀、长，这需要长期练习，不可能一蹴而就。要慢慢把意念与呼吸结合在一起，做到心安气自调，再把调息和入静结合起来，心静以后呼吸也会逐渐变得细、匀、深、长。

3. 心息相依

五禽戏练习中调息不是单纯地做呼吸运动，而是要把自己的意念活动和呼吸运动或气息的出入紧密结合起来，这样不仅可以收摄心神，还可以使呼吸更加深长。

五、意念

（一）意念的作用

调心基本内容可概括为"意守"二字，即意念归一，是非强制性的注意力集中。这种意念活动的特征在于轻松的专一，排除杂念，以防散乱。人的意念活动也能间接支配植物神经系统管理的内脏活动，通过意守、入静这种"反身注意"和心理暗示，可调节许多生理功能。从心理学角度分析，意守可以锻炼注意力和想象力两种重要的心理品质。

（二）意念的方法

1. 意守身体放松

五禽戏练习中在保证身形和动作姿态正确的前提下，有意识地放松身体是练功最基本的方法。从练功一开始，就要精神放松，思想集中，呼吸调匀，同时诱导身体四肢百骸、五脏六腑等部位从上到下、从里到外放松，使其舒适自然，毫无紧张之感。在动作练习过程中，不断保持并尽可能使这种放松的程度加深，既解除各种紧张状态，也要做到松而不懈。这种有意识地放松精神和肢体，就是意念集中的一种表现。

2. 意守身体部位

通过意守身体的某一部位或穴位，不仅有助于排除杂念，而且由于意守穴位作用的不同，也有助于疏通气血和调节脏腑的功能。通常意守的穴位有丹田、百会、命门、会阴、涌泉、劳宫等，如"起势"两掌上托时意守劳宫穴，内合时意守膻中穴，下按时意守下丹田。

3. 意想动作过程

在练功过程中意想动作规格是否正确，方法是否准确清晰，练功要领是否得法，既可集中意念，也可达到正确地掌握功法技术之目的。如"猿摘"中通过意想猿猴摘果的过程构筑了一个游戏的境界。

（三）意念要求

调心的基本要求是"入静"，即思想上进入一种安静的状态。由于每个练功者的情况不同，每一种功法的情况也不全部相似，入静的程度和境界也就有所差异。初学五禽戏，不可对入静要求过高。如果对入静要求过高，就会产生急躁情绪，反而难以入静。只要姿势自然舒适，呼吸柔和，思想上的各种杂念相对减少，就可慢慢进入到入静状态。

练习过程中要"虚静"，要"敛神"，这是五禽戏锻炼要达到的两个目标：虚和静。《黄帝内经·上古天真论》中说："古有真人者，提挈天地，把握阴阳，呼吸精气，独立守神，肌肉若一，故能寿蔽天地，无有终时。"古人把身体放松、内心空无不叫放松，而叫"虚"。"虚"是身体一面放松，一面张开，像面包一样发开；"外挺拔，内虚灵"，不是松懈，不是僵硬，内心一面什么都没有想，又什么都清清楚楚，不是在空想，也不是枯睡、昏沉。所以古人不用"放松"，而用"虚"字。"平衡曰静"，身体各个部位必须平衡，心态也必须平衡。静是全面的平衡，不是完全不动，是意静而气血内动。静的对立面是"气动"，动的对立面是"心静"。人无时无刻不在动，即使表面不动，其实里面气血还在动。所以要想真静，必须是动中之静，动是绝对的，动中求静，才能真静。动的时候，应该心静，用的方法就是"返"字，可以从返听、返嗅、返观、返思开始。

六、站桩

（一）抱元桩

亦名抱球桩。其内涵丰富，为五禽戏学练者首选桩法。双臂体前环抱的高度因人而异，以高不过眉、低不过裆为宜，五禽戏锻炼主要取与膻中穴同高。站桩的时间、强度需量力而行，循序渐进，并持之以恒。

1. 动作说明

两脚开步站立，脚内侧与肩同宽，脚尖朝前，全脚掌踏地，脚心涵空，五趾抓地；沉肩坠肘，双臂胸前环抱，如怀中抱月，掌心向内，劳宫穴[①]斜对膻中穴[②]，十指自然分开，指尖相对，距离约10～20厘米；含胸拔背，收腹敛臀，圆裆坐胯，尾闾中正；两膝微屈，似坐非坐，身体重心落在脚掌前2/3处，膝盖垂线不超过脚尖；头正项直，轻合嘴唇，舌抵上腭，目视前方（图20、图20附图）。

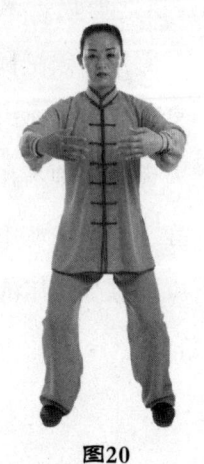
图20

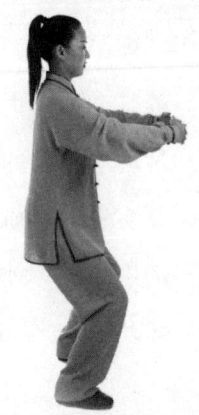
图20附图

2. 呼吸方法

（1）初学站桩时宜采用自然呼吸。

（2）随着练功水平的提高，自然过渡到腹式呼吸。

3. 意念活动

（1）站桩初期以意念端正身型。

（2）随着练功的深入，呼吸自然，神不外驰，意守丹田[③]。

[①]劳宫穴：握拳，中指尖所点处。
[②]膻中穴：两乳头连线中点。
[③]丹田：一般指脐下小腹中心部位。

4. 技术要点

（1）两臂胸前围合时，意念手臂往外撑三分力，向内抱七分力，十指似直非直，指间如夹物。

（2）保持身体中正安舒，百会穴①上领，尾闾下垂，鼻尖对肚脐，肩井穴②对涌泉穴③。

（3）姿势调整好后，放松身心，心中默念"头部松，颈项松，肩臂松，十指松，胸背松，腰胯松，两腿松，两膝松，两足松，脚趾松"数遍，直至达到心静体松为宜。

5. 功理与作用

抱元桩可以调节呼吸，通畅气血，舒和筋骨，温养丹田之气，疏通经络，增强腿部的肌肉力量。还能使五禽戏动作沉稳有力，站之如泰山巍峙，气度雄浑。

（二）降龙桩

1. 动作说明

两脚开步站立，与肩同宽。左脚向前迈出一大步，步距约为自身两个肩的宽度之和，脚尖外展约70°，脚掌踏实，屈膝前弓，大腿斜向地

---

①百会穴：头顶正中，两耳尖连线中点。
②肩井穴：肩端，平举臂时，肩前方凹陷处。
③涌泉穴：足底人字纹头凹陷处。

面，膝与脚尖上下相对；右腿自然伸直，脚跟蹬地，脚尖稍内扣，全脚掌着地；身体前俯左转，目向后凝视右脚跟；右手向前推掌，略高于头，左手向后推掌，与腰部齐平（图21）。

此桩分左右两式，须换向操作；右式同左式，唯左右相反（图22）。

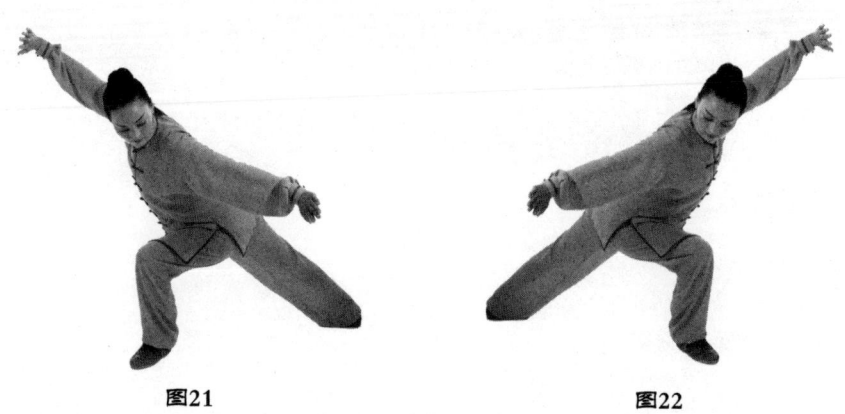

图21　　　　　　　　　　　图22

2. 呼吸方法

（1）初学站桩时宜采用自然呼吸。

（2）随着练功水平的提高，自然过渡到腹式呼吸。

3. 意念活动

（1）站桩初期以意念调适姿势。

（2）随着练功的深入，意守丹田。

4. 技术要点

（1）后腿沉髋，以加大腰部的拧转幅度，使整条脊柱充分旋转。身体重心前移，增加前腿膝关节弯曲度，身体重心分配约为前六后四。

（2）在身心放松的基础上，通过肢体的拧转，去抻拉身体的每一个关节。

（3）两臂前后撑开，自然伸直，沉肩坠肘，内蓄劲力呈对应之势。

5. 功理与作用

脊柱充分拧转侧屈，可以运转带脉，疏通经络，强腰补肾，调达肝气，增强下肢肌肉力量。对五禽戏中鹿抵动作有直接的辅助作用。

（三）独立桩

1. 动作说明

左腿直立站稳，上体正直；右腿在体前屈膝上提，小腿自然下垂，脚尖向下；两臂在体前分开成半弧形，屈肘下按，两掌高与腰平，掌心向下，指尖向前；松肩沉肘，含胸松腹；目平视前方（图23）。

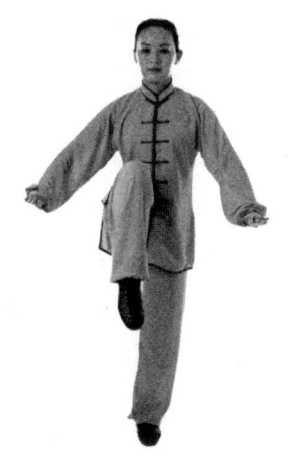

图23

此桩分左右两式，须换向操作；右式同左式，唯左右相反（图24）。

2. 呼吸方法

（1）初学此桩时宜采用自然呼吸。

（2）随着练功水平的提高，自然过渡到腹式呼吸。

3. 意念活动

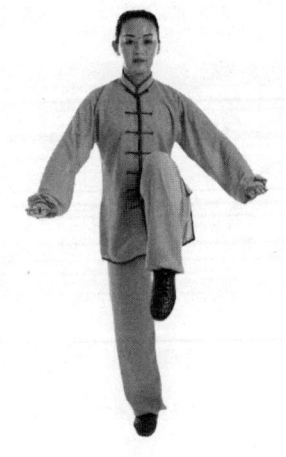

图24

（1）站桩初期以意念调适姿势，维系平衡。

（2）随着练功的深入，意守丹田。

4. 技术要点

（1）头项正直，百会上领，虚灵顶劲，支撑腿伸直，脚心涵空，五趾抓地，保持身心中正，周身放松，有助于此桩的平衡稳定和持久。

（2）两臂分开，有外撑之劲，坐腕舒指，掌心微含，如按水中浮球。

5. 功理与作用

人体下肢分布着多条经脉，包括足太阴脾经、足厥阴肝经和足少阴肾经，独立桩可以加强下肢的经脉气血周流，对于肝、脾、肾均有着双向的调节作用。

独立桩可以锻炼腰背部和腿部力量，提高人体的平衡能力。五禽戏的大部分动作都有单腿独立或重心变化的过程，经常练习独立桩有助于动作变化的灵活性和步法的稳定性。

七、基本练习

（一）步法练习

进、退步

1. 动作说明

（1）前进步：两脚开步站立，与肩同宽，两手在背后叠握，手背向内（图25）。两腿微屈，重心由两腿之间移至右腿，左脚由后跟至前掌依次提起，收于右脚旁，重心落于右腿，随即左脚向前迈出，后跟先着地，成左虚步，再左脚脚掌由后向前依次着地，脚尖向前，左腿屈膝，右腿伸直，成左弓步（图26～图28）。重心后坐于右腿，左脚尖翘起外撇约30°，再重心前移，左脚踏实，左腿屈膝，右腿伸直（图29、图30），随即右脚由后跟至前掌依次提起，收于左腿旁，重心落于左腿，身体微右转，右脚向前迈出，后跟先着地，成右虚步，然后右脚掌由后向前依次着地，脚尖向前，右腿屈膝，左腿伸直，成右弓步（图31～图33）。如此反复前进练习。最后，左脚向前上步，脚掌由前向后依次着地，两脚平行站立，与肩同宽，目视前方（图34）。

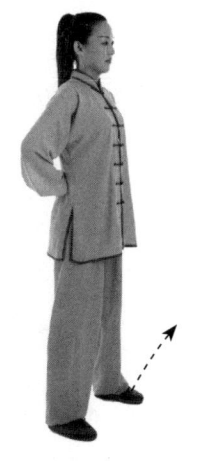

图25

健身气功·五禽戏

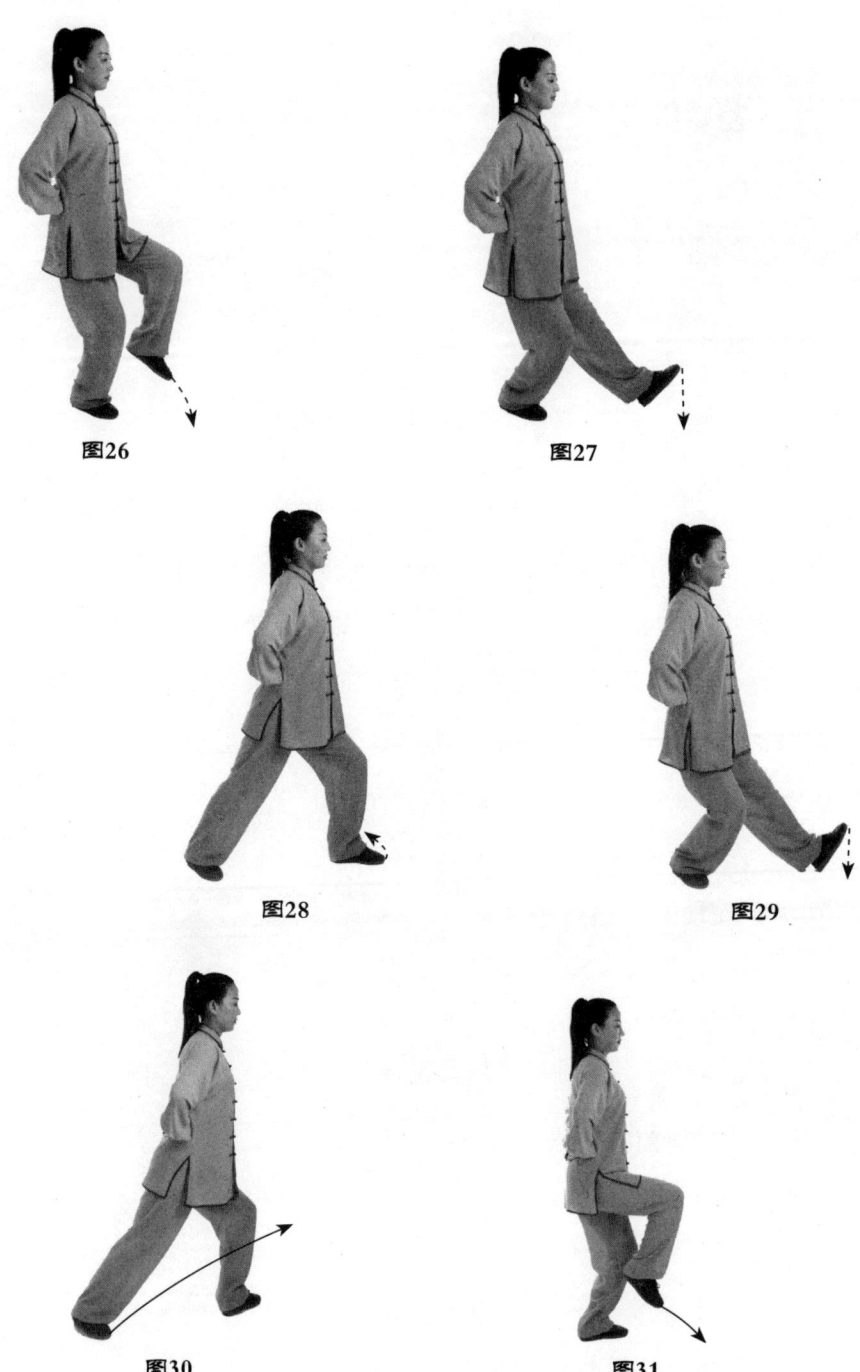

图26　　　　　　　图27

图28　　　　　　　图29

图30　　　　　　　图31

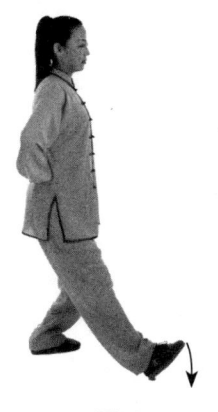
图32

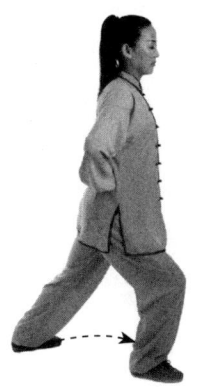
图33

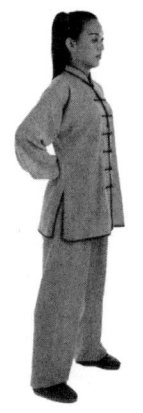
图34

（2）后退步：两脚开步站立，与肩同宽，两手虎口交叉腹前叠握，手心向内（图35）。两腿微屈，左脚由后跟至前掌依次提起，收于右脚旁，重心落于右腿，随即向左后方伸出，脚尖先着地，再重心后移，全脚掌着地，屈膝下蹲，右脚前掌上翘，脚跟着地，成右虚步（图36~图38）。右脚提起，收于左脚旁，重心落于左腿，随即右脚向右后方伸出，脚尖先着地，再重心后移，全脚掌着地，屈膝下蹲，左脚前掌翘起，脚跟着地，成左虚步（图39～图41）。如此反复后退练习。最后，左脚掌由前向后依次着地，两脚平行站立，与肩同宽，目视前方（图42）。

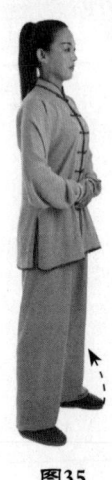

图35

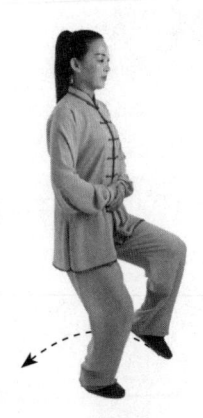

图36

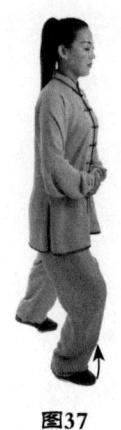

图37

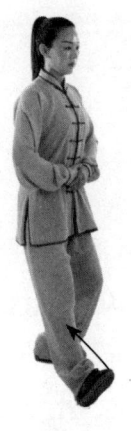

图38

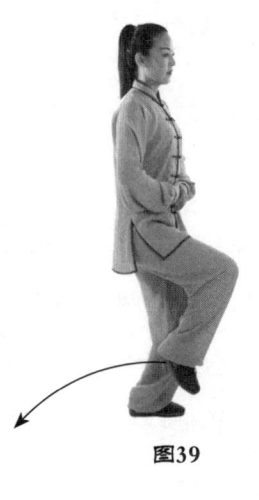
图39

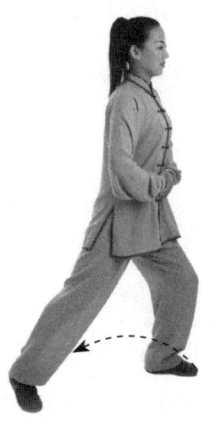
图40

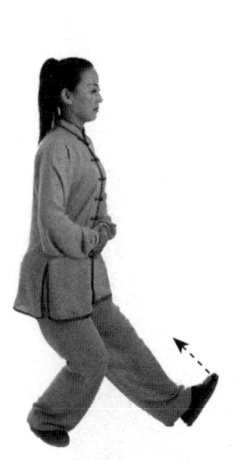
图41

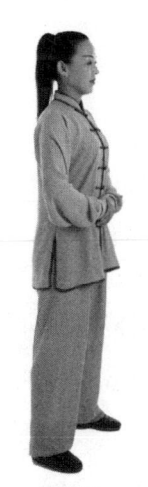
图42

2. 技术要点

（1）进、退步时，都要注意膝盖和脚尖尽量保持在一个方向，以使重心平衡。

（2）弓步时，膝部不要超过脚尖，减轻膝关节负荷强度。

（3）进、退步时，身体保持中正，不能前俯、后仰，收腿、迈步速度要均匀、缓慢，走弧形，始终注意头顶悬。

3. 功理与作用

虎扑、鹿抵、鹿奔、猿摘等动作的下肢变化都是按照进、退步动作规律进行编排的。经常练习，既可以有效增强下肢肌肉的力量和感知能力，又能锻炼膝、踝关节的灵活性，预防退行性膝关节病变等疾病。练习时要注意膝关节弯曲的角度，不是蹲得越低越好，而是要从个人的实际情况出发，量力而行，特别是中老年习练者，可以采用较高的姿势。

提踵步

1. 动作说明

两脚开步站立，脚内侧与肩同宽，两臂自然垂于体侧，随即体前上举至与肩同宽、同高，掌心向下，同时两脚脚跟缓慢提起，前脚掌着地，收腹提肛，配合吸气（图43）。稍停，两臂徐徐下落于体侧，同时两脚跟缓慢着地，松腹落肛，配合呼气。反复练习。

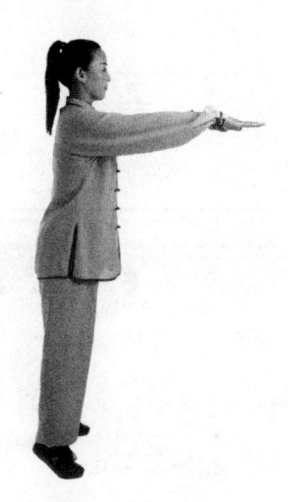

图43

2. 技术要点

（1）提踵时，百会向上虚领，带动身体重心向上。

（2）两膝伸直，收腹敛臀，头正项直、百会虚领，有助于身体重心稳定。

（3）宜采用逆腹式呼吸。两臂上举、提踵时吸气；两臂下落、落踵时呼气。动作和呼吸配合需协调一致。

3. 功理与作用

猿提采用了提踵步。收腹提肛，是一种主动、有意识地收缩肛门及会阴部肌肉的运动，能起到改善局部血液循环的作用。孙思邈在《枕中方》中提倡"谷道宜常撮"，经常提肛可以疏通任督两脉经气，补肾固精，对痔疮、脱肛、便秘、慢性结肠炎等疾病有一定防治效果。提踵还可以增强腿部肌肉力量，提高平衡能力和身体感知能力。

虚实换步

1. 动作说明

两脚开步站立，脚内侧与肩同宽，全脚掌着地，身体直立，膝关节微屈，两臂自然垂于体侧，目光平视（图44）。两手握空拳经体侧上提，身体重心缓缓移至右腿，右脚踏实，左脚脚跟提起，脚趾点地（图45）。当身体重心完全在右腿上时，百会上领，两手继续向上、向前划弧，举至头前上方，右脚跟缓慢提起，右膝自然伸直（图46）。当右后跟上提至脚趾点地时，随即身体重心缓缓向左移至左腿，左脚踏实，两手随之由体前下落（图47）。两手在体前反复划立圆，两脚交替提踵、落踵，反复练习（图48、图49）。最后双脚全脚掌着地，身体直立，两臂自然垂于体侧（图50）。

健身气功·五禽戏

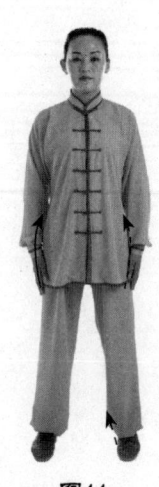
图44

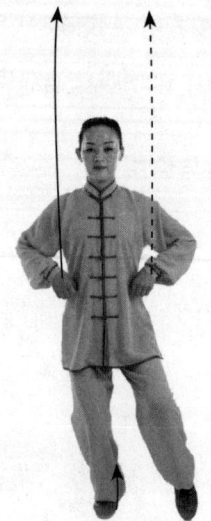
图45

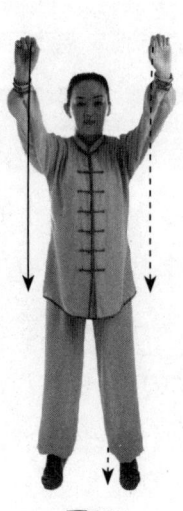
图46

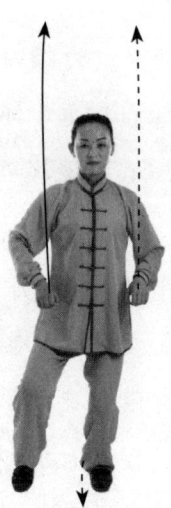
图47

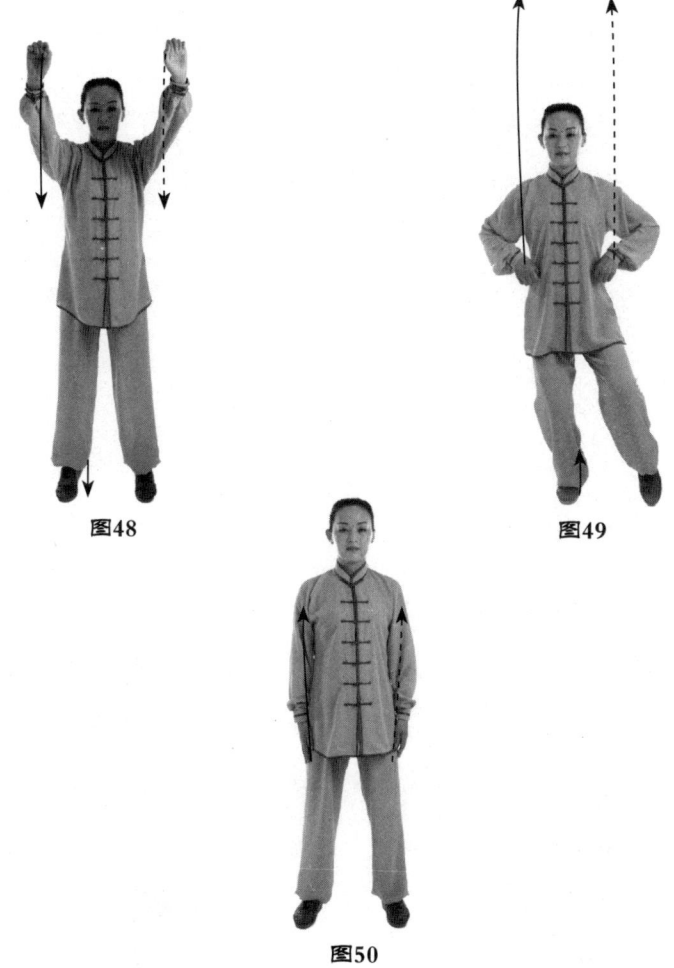

图48　　　　　　　　图49

图50

2. 技术要点

（1）由百会穴上领，带动身体重心向上；重心向上时吸气，下落时呼气。

（2）两手在体前划立圆与两脚虚实转换要协调配合，同起同落，换步轻柔连贯而富有弹性。

3. 功理与作用

俗话讲："人老先从脚上老。"虚实换步可以疏通下肢经络气血，促进血液循环，提高小腿肌群力量，增强踝关节的灵活性，增进足部肌肉和韧带的弹性。动作简单易行，尤其适合办公室工作人员、学生等"久坐者"随时随地练习。"鹿奔"教学中，可以将它作为一项单独的辅助练习。

震脚步

1. 动作说明

两脚开步站立，脚内侧与肩同宽，全脚掌着地；两臂屈肘，两手握空拳提于胸前，身体直立，膝关节微屈，目视前方（图51）。身体重心移至右腿，左侧髋部向上收缩，带动左腿上提，脚掌离地，左腿自然伸直，随即身体重心左移，左脚全脚掌着地震脚，两膝自然微屈（图52、图53）。

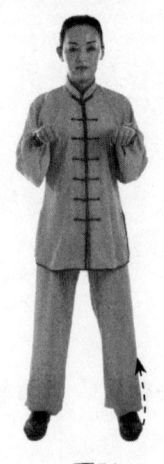
图51

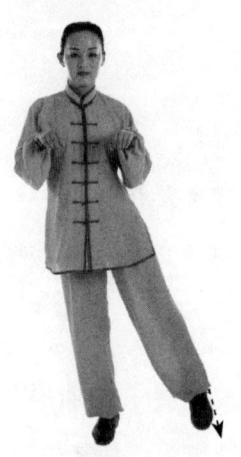
图52

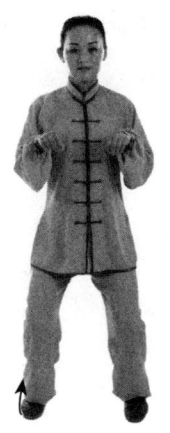

图53

再做右脚震地,动作相同,唯左右相反(图54、图55)。

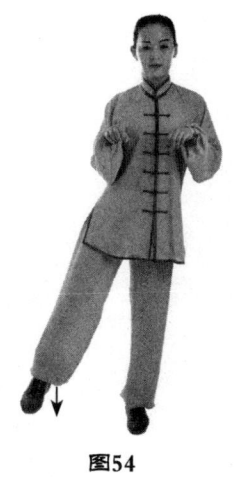
图54

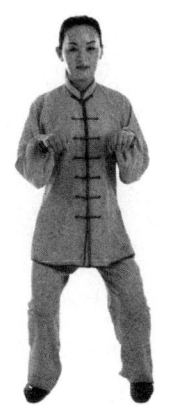
图55

2. 技术要点

(1)提髋时,头顶肩平,两肩保持水平,脚掌垂直上提。

(2)落髋时,不要用力踏地,应随身体重心移动,脚掌自然着地。

（3）着地时，踝、膝关节放松，全脚掌着地，使震脚产生的反作用力经踝、膝关节上传至髋关节。

3. 功理与作用

震脚步模仿熊提腿迈步的动作，要厚实沉稳。经常锻炼能够疏通身体两侧经络气血，强壮脏腑，增强髋部肌肉力量，对防止老年人跌倒具有显著效果。

（二）肩臂练习

活肩

1. 动作说明

两脚开步站立，两臂自然下垂，随即两肩上提，耸肩缩项，收腹提肛，配合吸气（图56）。两肩放松下落，屈膝下坐，配合呼气（图57）。两肩向后，展肩扩胸，配合吸气（图58）。两肩向前，含胸合肩，配合呼气（图59）。再向上、向后（图60、图60附图）、向下、向前（图61、图61附图）摇转，胸部随之开合，两臂随之摆动，向上、向后时配合吸气，向下、向前时配合呼气。

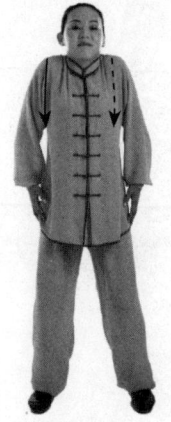

图56

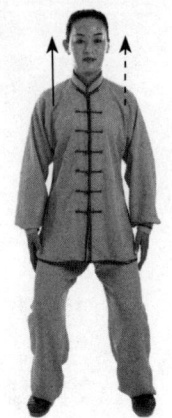

图57

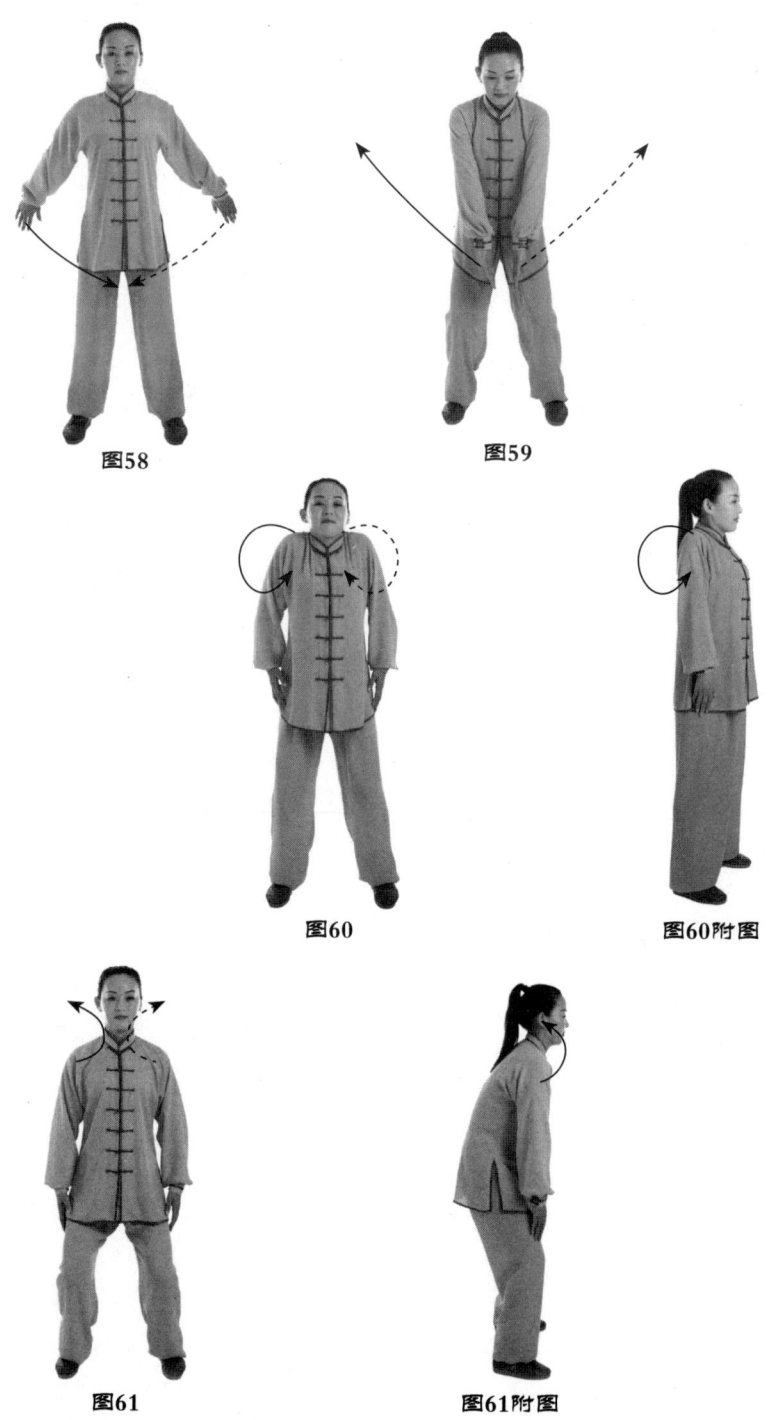

图58　　　　　　图59

图60　　　　　　图60附图

图61　　　　　　图61附图

第二章　健身气功・五禽戏功法功理

67

2. 技术要点

（1）两肩上提、下沉、外展、内合要充分，每动可以停留数秒，体会肌肉收紧的感觉。

（2）肩部摇转，既要动作到位，又要肩活身灵，圆活连贯，连绵不断。

3. 功理与作用

肩关节由肩胛骨的关节盂和肱骨头组成。由于关节面大小相差较大，关节囊薄弱松弛，当准备活动不充分、动作不准确等原因都容易导致肩部软组织损伤，因此正确的肩部练习十分必要。活肩既可以增强周围肌肉的力量、滑利关节，又能防止动作的生硬、僵滞。中老年人的肩关节功能处于退化阶段，练习时要注意适度，循序渐进，动作幅度过大、用力过猛等都可能造成肩关节的损伤。

五禽戏中有很多动作都需要借助上肢动作模仿动物形态，这些动作往往以肩为根节，催动手臂，形于手指，所以加强肩关节的灵活性锻炼，可以使动作更流畅、逼真。

肩部练习的方法简单易行，不仅可以作为五禽戏基本练习，而且可以作为一项日常保健法，经常练习可防治肩周炎等疾患。

运臂

1. 动作说明

两脚开步站立，脚内侧与肩同宽，两臂垂于体侧，舌抵上腭，全身放松（图62）。两臂微外旋体前举起，向前、向上至头顶上方，手心向后（图63、图64）。两臂内旋转掌，经两侧划弧垂于体侧，目视前方（图65、图66）。再两臂外旋伸直，经体侧举至头顶上方，手心相对（图67、图68）。两臂内旋，向前、向下划弧落至体侧（图69、图70）。目视前方，两臂上举时配合吸气，下落时配合呼气。

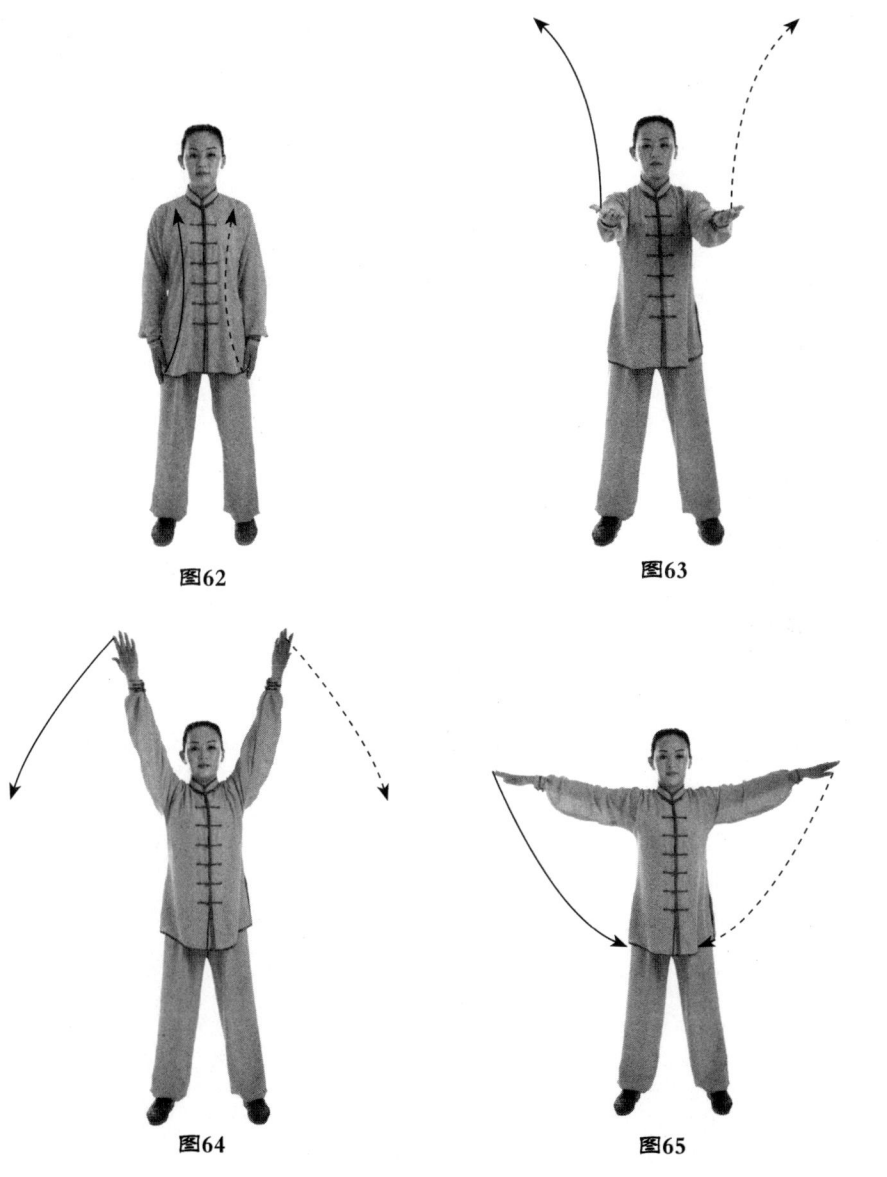

图62　　　　　　　　　　图63

图64　　　　　　　　　　图65

健身气功·五禽戏

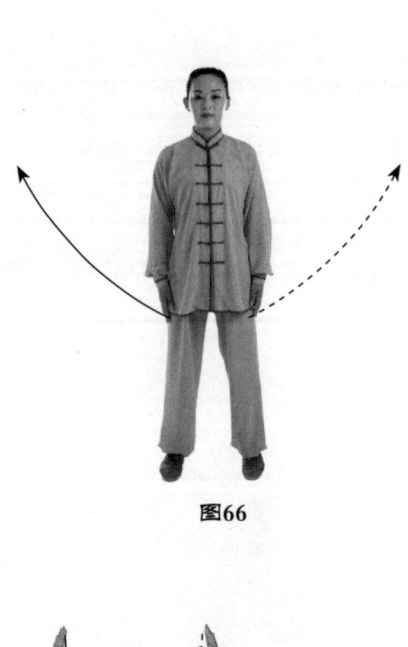

图66

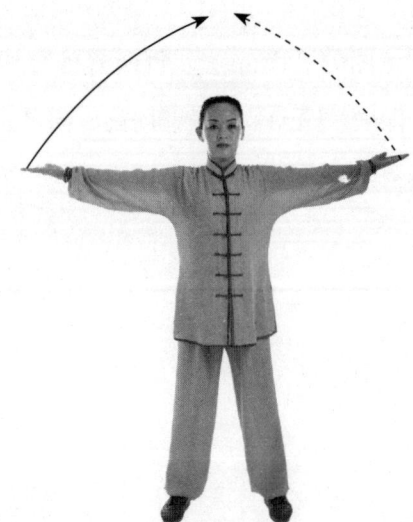

图67

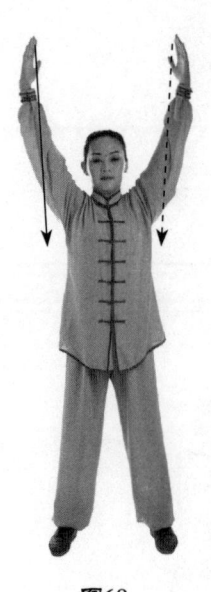

图68

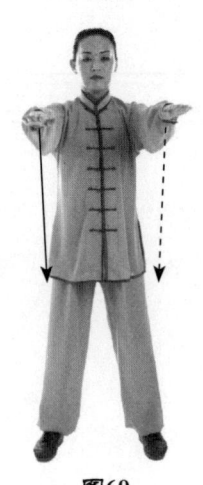

图69

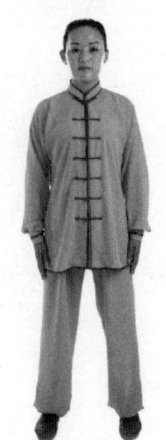

图70

2. 技术要点

（1）两臂上举、下落，运行路线是一个弧形，转角要圆润，手掌要边提边翻转。

（2）呼吸与手臂运转协调配合，吸气绵长，收腹提肛，呼气深沉，松腹落肛，气沉丹田。

3. 功理与作用

运臂练习可使手臂与整个身体协调一致、融为一体。手臂运动与呼吸节奏配合顺畅，才能从精神和意识上放松、入静。

起势调息、引气归元以及两戏之间的调息等动作，都与运臂动作练习相似，只是转换细节上稍有变化。

（三）躯干练习

摇转辘轳

1. 动作说明

两脚开步站立，脚内侧与肩同宽，两臂自然垂于体侧（图71）。两手握空拳经体侧上提至胸部两侧，身体稍后仰，两膝微屈；目视前上方（图72、图73）。两手继续向上、向前划弧，同时两腿伸直，再身体前俯至水平，挺胸塌腰，两臂前伸；目视前方（图74、图75）。随后两腿屈膝下蹲，收腹含胸；同时两手向下划弧至两膝外侧；目视前下方（图76、图77）。再伸膝、送髋、挺腹、后仰，同时两手握空拳经体侧上提至胸部两侧；目视前方（图78）。反复练习，最后还原自然站立。

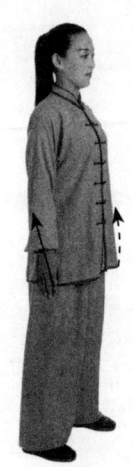

图71

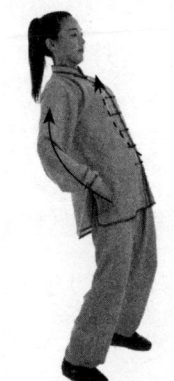

图72

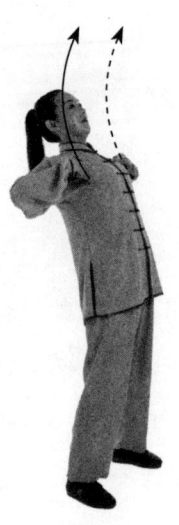

图73

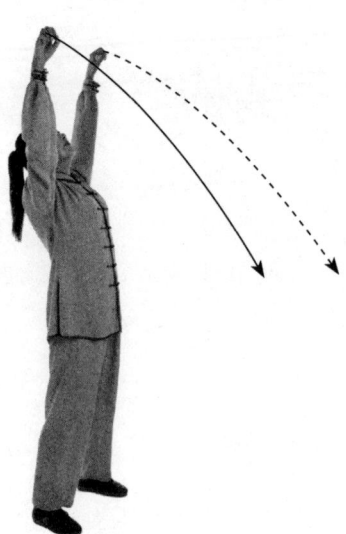

图74

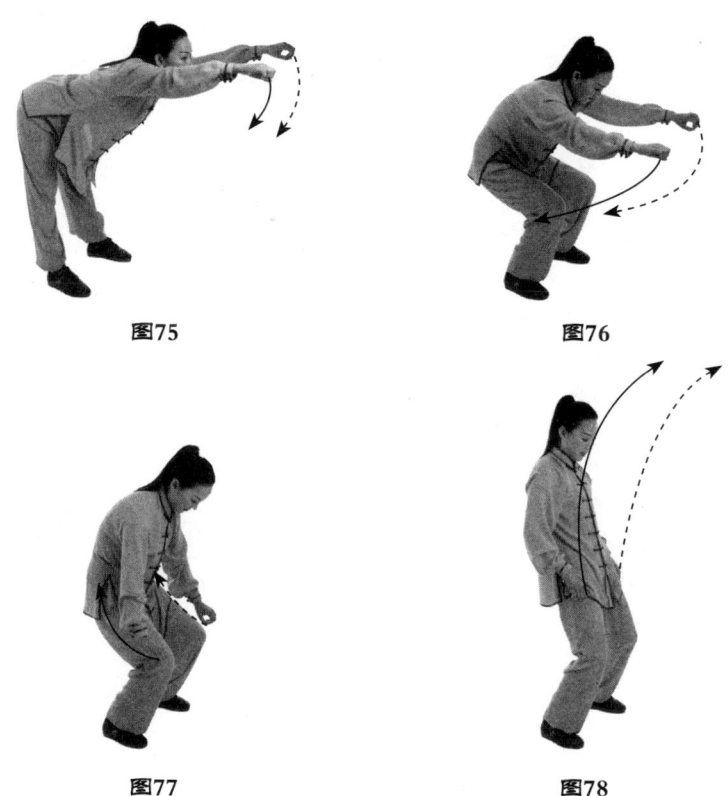

图75　　　　　　　图76

图77　　　　　　　图78

2. 技术要点

（1）两臂在体前划立圆，动作要圆活连贯，速度缓慢均匀，带动躯干后仰、前俯、折叠、开合，协调一致。

（2）头颈部容易和躯干脱节，形成低头或仰头的姿势，要始终保持下颌微内收，使头颈部与躯干形成一体，随着躯干的运动而动。

3. 功理与作用

辘轳是古人提取井水的起重装置，井上竖立井架，上面装有可用手柄摇转的轴，轴上绕绳索辘轳，绳索一端系水桶，摇转手柄，使水桶一起一落，提取井水。

"摇转辘轳"是古代导引术中的一个典型动作，两臂体前摇转，带动躯干由屈到伸，由放到含，并和呼吸相配合，形成身体的蠕动运动。

通过脊柱的前后伸展折叠，可以牵动任、督两脉，起到调理阴阳、疏通经络、活跃气血的作用。尤其是引腰前伸，增加了脊柱各关节的柔韧性和伸展度，可使脊柱保持正常的生理弧度。脊柱运动能增强腰部肌肉力量，对常见的腰部疾病，如腰肌劳损、习惯性腰扭伤等症有防治作用。

五禽戏功法中的虎扑、鹿奔等动作运用了"摇转辘轳"的动作。

开合躯干

1. 动作说明

两脚开步站立，脚内侧与肩同宽，两臂自然垂于体侧。两臂弧形前摆，高与肩平，手背相对，手指前伸；同时含胸、拱背、收腹、敛臀、提肛、屈膝；目视前下方（图79）。两臂体前下落并向侧后方摆起，掌心向上；同时展肩、扩胸、塌腰、撅臀，两腿伸直；目视前上方（图80）。重复上述动作，反复练习。

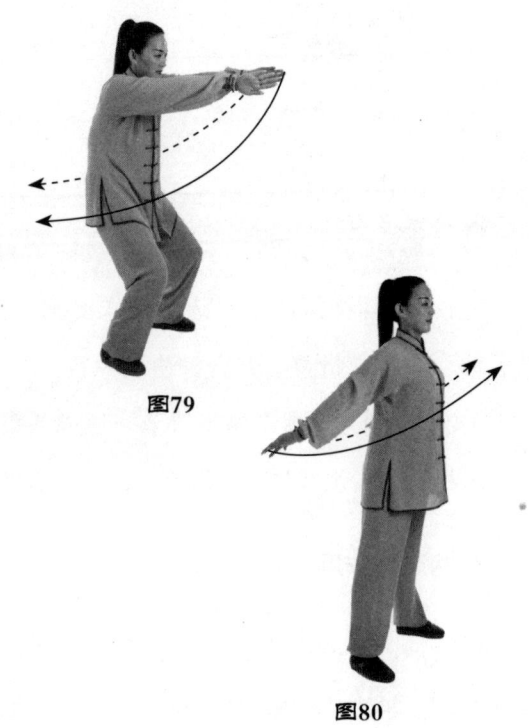

图79

图80

2. 技术要点

（1）两臂前伸，充分含胸扩背，使后背形成"横弓"；收腹敛臀，命门①后凸，使脊柱形成"竖弓"。

（2）两臂后摆，肩部要充分展开，挺胸、塌腰、撅臀，躯干形成反弓状。

3. 功理与作用

"横弓"可以使肩背部肌肉得到牵拉，对颈肩综合症、肩周炎等症有防治作用；"竖弓"可以增强腰背部肌肉力量，后凸命门，使整条脊柱后弯，内夹尾闾，上开大椎，意在疏通督脉经气，具有振奋全身阳气的作用；身体成反弓状，能矫正脊柱畸形，牵动任脉，可起到疏通任督二脉经气的作用。

五禽戏中有不少以躯干为中心的开合伸缩动作，如鹿奔、熊运、鸟伸等，都是为了能够起到平衡阴阳、疏通经络、活跃气血的作用，同时可以锻炼胸腹、增强腰背力量。

第二节 功法操作

五禽戏注重调身、调息和调心的和谐统一。调身主要指技术动作要符合练功要求，并在此基础上结合呼吸和意念进行综合锻炼，故本节对

---

①命门：第二腰椎棘突下凹陷处。

动作过程、呼吸方法、意念活动、技术要点、易犯错误及纠正进行了较为详细的阐述，并对每一个动作的功理作用进行了说明。

预备势：起势调息

1.动作说明

动作一：两脚并步站立，两臂自然垂于体侧；头项正直，下颌微收，舌抵上腭，沉肩坠肘，胸腹放松；目视前方（图81）。

动作二：两膝微屈，身体重心移至右腿，左脚提起，向左平开一步，脚尖点地，两脚距离与肩同宽，随即左脚跟着地，两脚平行站立，重心移至两腿之间，两膝微屈，含胸拔背，收腹敛臀，两手垂于体侧（图82～图84）；全身放松，神情自然。

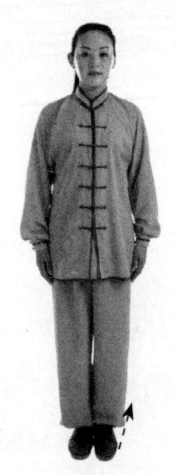

图81

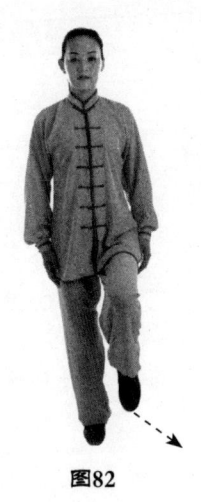

图82

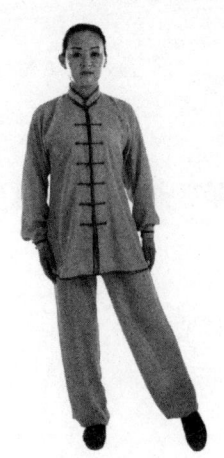

图83

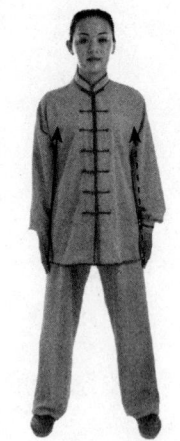

图84

动作三：两肘微屈，转掌心向前，两掌向前、向上托起，高与胸平，掌心向上，与肩同宽（图85）。

动作四：两肘下垂外展，转掌心向内对膻中穴，随即两掌内旋，缓慢下按至腹前，再左右分开，两手垂于体侧；目视前方（图86~图88）。

重复三、四动2遍。

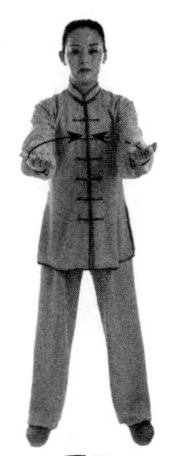
图85

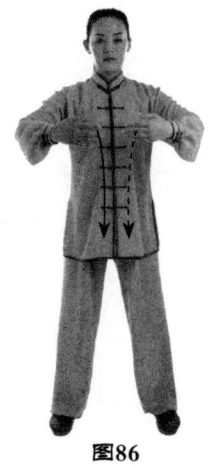
图86

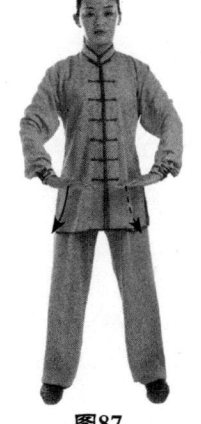
图87

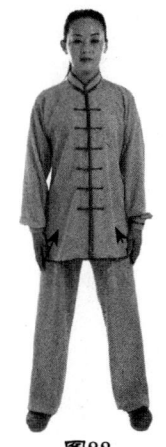
图88

2. 呼吸方法

（1）左脚提起开步时吸气，落脚踏实时呼气，也可以采用自然呼吸。

（2）动作二开步站立后可调息数次。

（3）两掌上托、里合时配合吸气，下按时配合呼气。

3. 意念活动

（1）并步站立及向左开步时意守丹田。

（2）动作三、四两掌上托时意在劳宫，内合时意在膻中，下按时意在丹田。

4. 技术要点

（1）做动作二时要先屈膝，再缓提左脚开步，慢移重心、轻落左脚，做到虚实分明，重心平衡。

（2）手臂运行以肩为轴，先沉肩再带动两掌上托，两掌上托、内合、下按，运行路线成弧线，要圆活连贯、自然顺畅。

（3）呼吸与动作协调一致，要求呼吸逐步做到深、细、匀、长。

5. 易犯错误与纠正方法

（1）向左开步时，两膝过分挺直，身体左右摇晃。纠正方法：开步前，两膝先微屈；开步时，身体重心先落于右腿，左脚提起脚掌点地后，再缓缓向左移动，点起点落，使重心保持平稳。

（2）手臂运行和胸腹开合脱节。纠正方法：注意腹式呼吸和手臂的配合，收腹、沉肩牵动手臂上提，胸廓的开合带动两臂内合下落。

（3）手臂运行路线僵直，直来直去，转角分明。纠正方法：注意手臂即将提到胸部高度时，两掌要边抬起边内旋翻转，呈圆弧运动，手掌运行路线的最高点与胸部同高。

6. 功理与作用

（1）两掌上托，意在劳宫，下按意在丹田，可启动气机，培育元气，促进心肾相交，使习练者进入练功状态。

（2）排除杂念，宁神静气，调和气血。

（3）外引内导，吐故纳新，升清降浊，调理气机。

第一戏　虎戏

"虎戏"要体现虎的威猛。虎的威猛生于爪,虎爪伸缩有力、刚柔相济,所以虎的动作要有动如雷霆无阻挡、静如泰山不可摇的气势。虎戏主肝,肝开窍于目,神发于目;肝主筋,其华在爪,威生于爪,伸缩有力。

虎举

1. 动作说明

动作一:接上式。两手置于髋前,掌心向下,十指撑开,掌指向前,再弯曲成虎爪状(图89、图90)。随后两手外旋,由小指先弯曲,其余四指依次弯曲握拳,拳心相对;目视两拳(图91)。

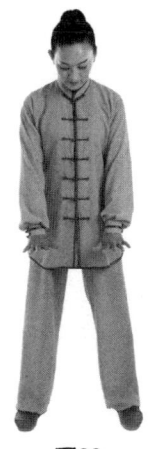
图89

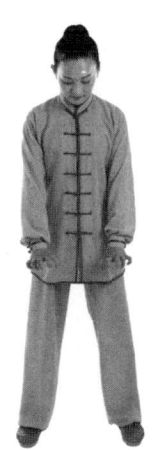
图90

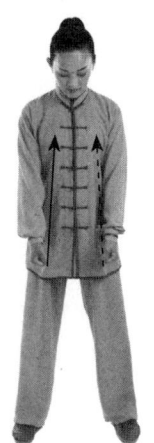
图91

动作二：两拳沿体前缓慢上提至胸前，随即两臂内旋，十指缓缓松开伸直撑掌，举至头上方，手臂伸直，虎口相对；胸腹充分展开，头向上抬起；目随手走，注视两掌（图92、图93、图93附图）。

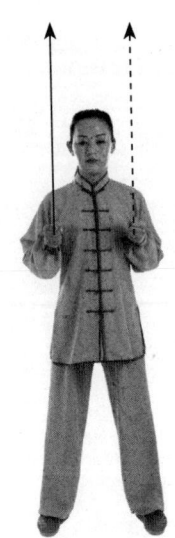

图92

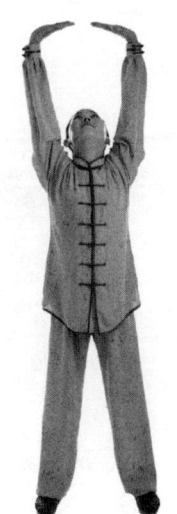

图93

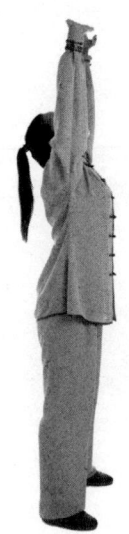

图93附图

动作三：两掌弯曲成虎爪状，随即外旋握拳，拳心相对；目视两拳（图94、图95）。

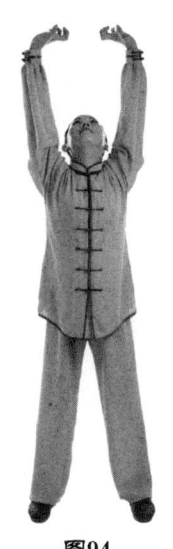
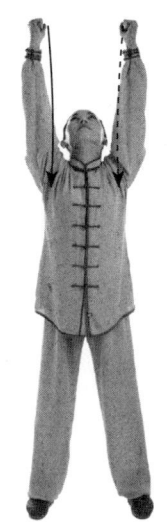

图94　　　　　　　　　图95

动作四：两拳下拉至胸前，变掌体前下按，落至两髋前，十指撑开，手指向前，掌心向下；目随手走，注视两掌（图96、图97）。

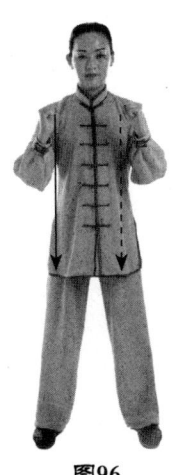
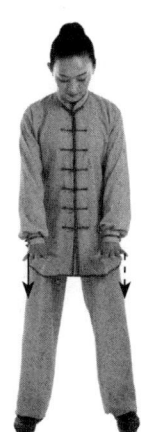

图96　　　　　　　　　图97

重复动作一至动作四3遍。然后两手自然垂于体侧；目视前方（图98）。

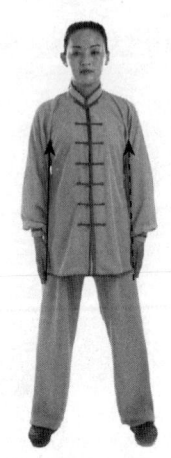

图98

2. 呼吸方法

根据个人气息长短和习惯，一般可以运用两种呼吸方法：（1）两手上举时吸气，下落时呼气；（2）两拳快要上提到胸前时吸气，拳掌变换时呼气，再上托时吸气，下落时呼气。在掌、爪、拳变换时，采用自然呼吸法或停闭呼吸法比较适宜。

3. 意念活动

（1）"虎举"要意想体现虎的威猛气势。神发于目，虎视眈眈；威生于爪，伸缩有力；神威并重，气势凌人。

（2）意念两臂提、举、拉、按四个环节的变化，关注动作过程；或配合意念转换，两拳向上，如提水桶；两掌上举，如举重物；握拳下拉，如拉双环；两掌下按，如按水中浮球。

4. 技术要点

（1）两手上下沿垂直线运行，同时按照上（头顶）、中（胸前）、下

（髋前）三个位置进行手型转换。

（2）撑开十指、屈指成"虎爪"、外旋握拳，三个环节均要贯注劲力。

（3）眼随手动，上下注视。两手举至头顶时，胸腹充分向上展开，抬头目视双掌；下按至髋前时，含胸松腹，低头目视双掌。

5. 易犯错误与纠正方法

（1）撑掌、屈指、握拳不充分。纠正方法：撑，十指充分展开似钢针；屈，手指第一、二关节弯曲，掌心外凸；握：小指先弯曲，再其余四指依次弯曲成拳，握拳要紧。三个手型变化节奏分明。

（2）两手上下运行未成直线。纠正方法：先确定两手与身体的距离，上下运行时要保持该距离不变，并在与地面垂直的线上运行。

（3）两掌上举时，身体后仰成反弓状。纠正方法：两掌向头正上方托举，收腹、直腰、拔背、抬头，手臂、身体向上伸展并与地面保持垂直。

6. 功理与作用

（1）两手上举下落，配合呼吸，吸清排浊，牵动手少阳三焦经，疏通三焦①气机，调理三焦功能。同时，可扩展胸廓，使腹腔、盆腔脏器受到内按摩，促进全身气血调畅，提高脏腑功能。

（2）手臂的升降、眼神的随视、虎掌的转换等，可牵拉两肋，疏通肝气，濡养筋脉，使肝血充足。

（3）虎爪变拳，可增强握力，改善上肢远端关节的血液循环。

---

①三焦：六腑之一，是上焦、中焦、下焦的合称，纵贯于人体的上、中、下三部，有总领五脏六腑经络，内外、上下之气的功能。

虎扑

1. 动作说明

动作一：接上式。两手握空拳，沿身体两侧上提至胸侧；下肢保持不动，身体稍后仰（图99、图99附图）。

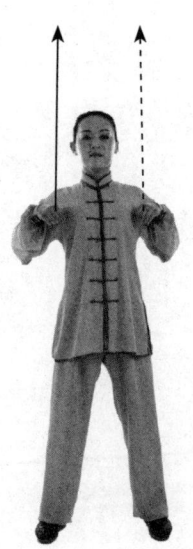

图99

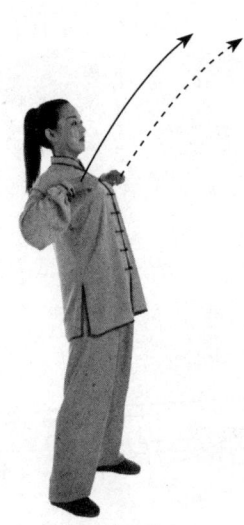

图99附图

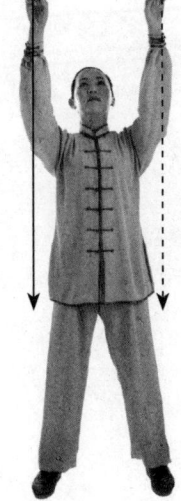

图100

动作二：两手向上、向前划弧，随即十指弯曲成虎爪，掌心向下；同时上体前俯，挺胸塌腰；怒视前方（图100、图101、图101附图）。

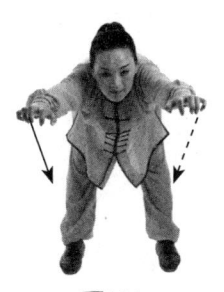 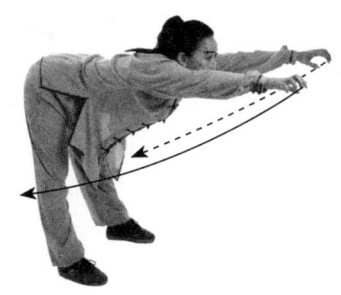

图101　　　　　　　　图101附图

动作三：两腿屈膝下蹲，收腹含胸；同时两手向下划弧至两膝侧，掌心向下；目视前下方（图102、图102附图）。随后，伸膝、送髋、挺腹、后仰，身体成反弓状；同时，两手握空拳沿体侧向上提至胸侧；目视前上方（图103、图103附图）。

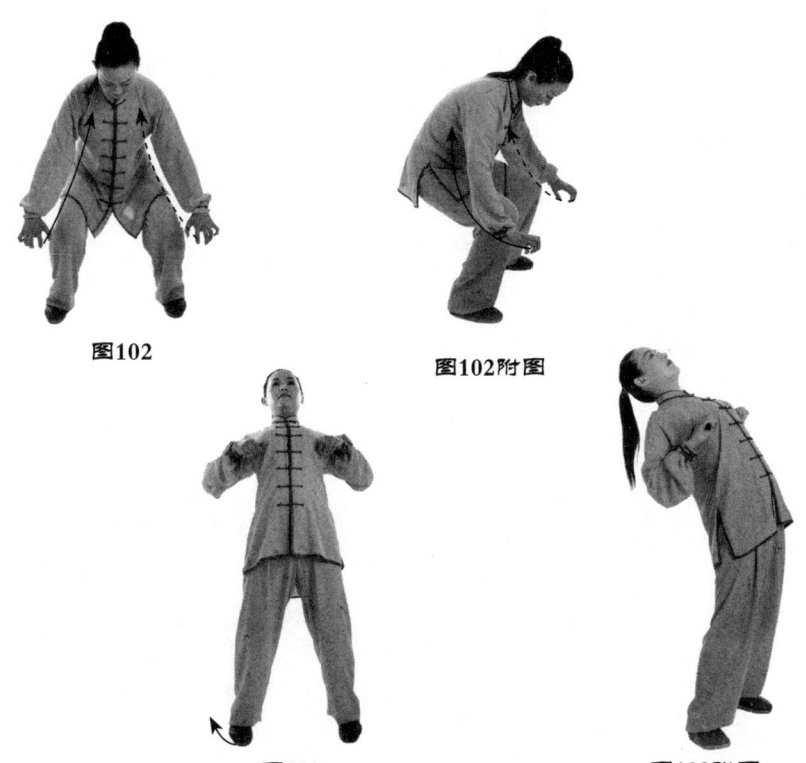

动作四：右脚尖顺势外展约30°，重心移至右腿，左脚提起，两手继续向上、向前划弧，随后左脚向前迈出一步，脚跟着地，右腿屈膝下蹲，成左虚步；同时上体前倾约45°，两拳变虎爪向前、向下扑按至膝前两侧，高与膝平，两手距离约两个肩宽，掌心向下；怒视前下方（图104～图106、图106附图）。

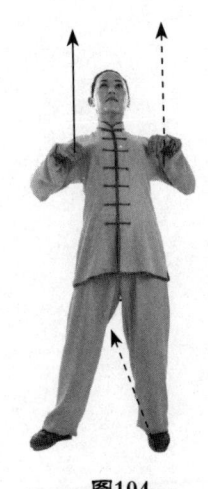

图104

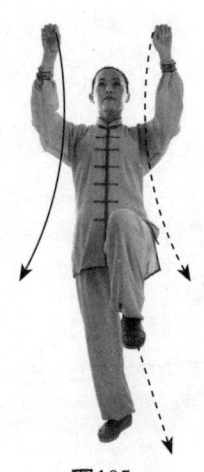

图105

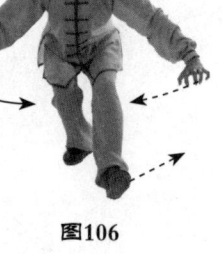

图106

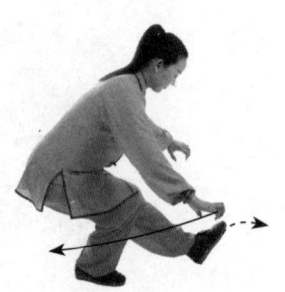

图106附图

随后左脚收回，与肩同宽，两膝弯曲；两手向下划弧至两膝旁；目视前下方（图107）。

动作五至八同动作一至四，唯左右相反（图108～图116）。

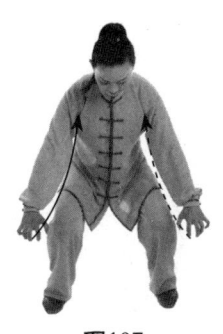
图107

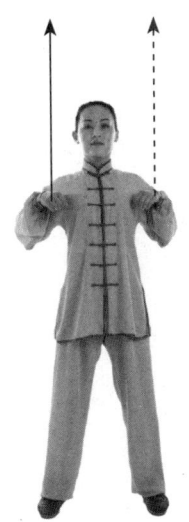
图108

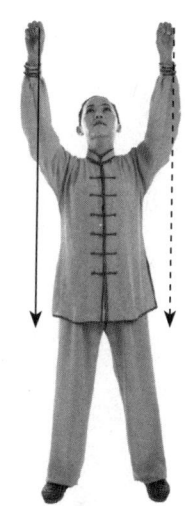
图109

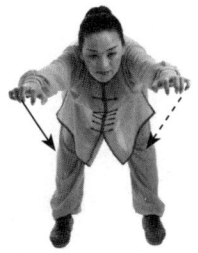
图110

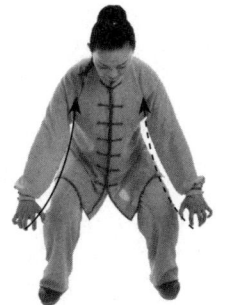
图111

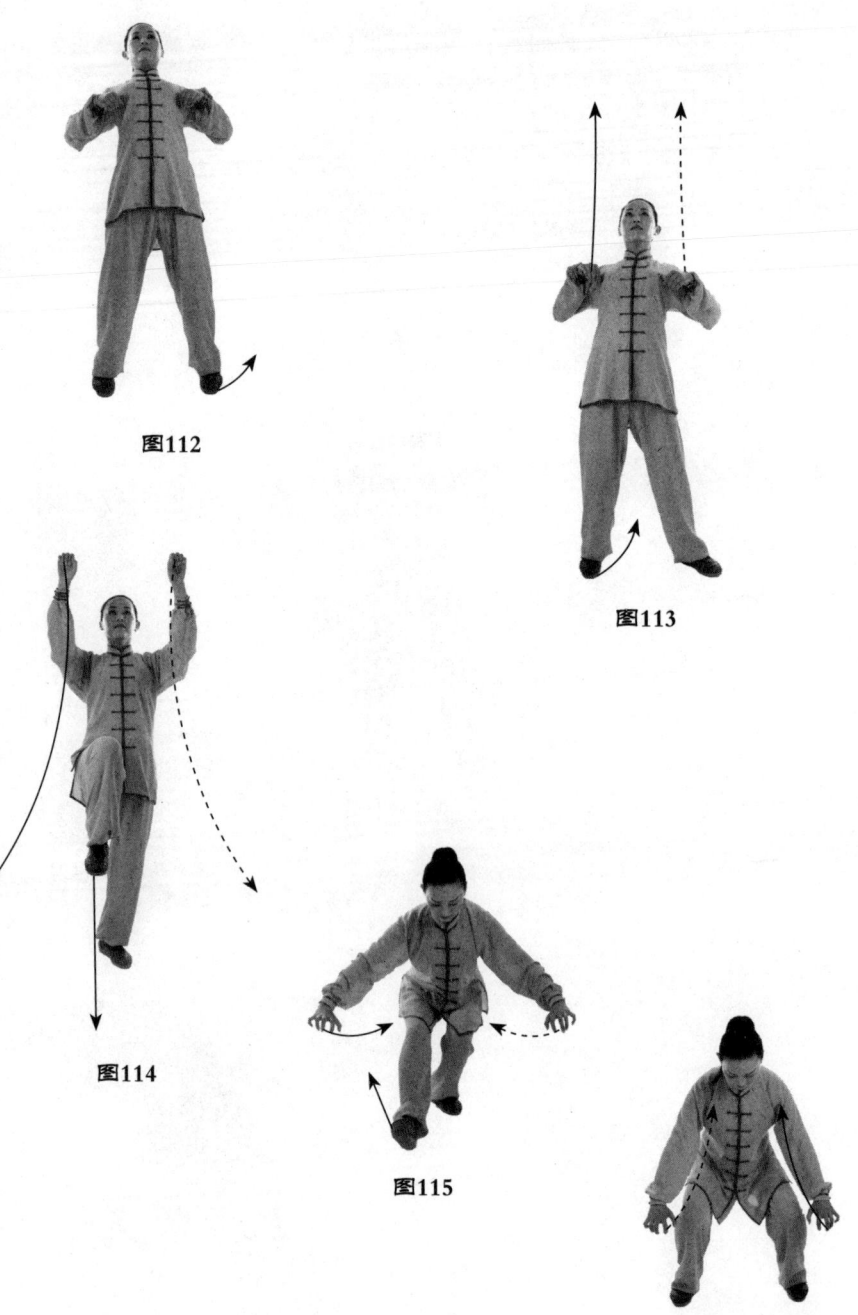

图112

图113

图114

图115

图116

重复动作一至动作八1遍。然后开步站立,两臂自然垂于体侧;目视前方(图117)。

最后,两掌向身体侧前方举起,掌心朝上,与胸同高,再两臂屈肘,两掌内合,转掌心向内对膻中穴,随即两掌内旋,缓慢下按至腹前,左右分开,两臂垂于体侧;目视前方(图118~图121)。

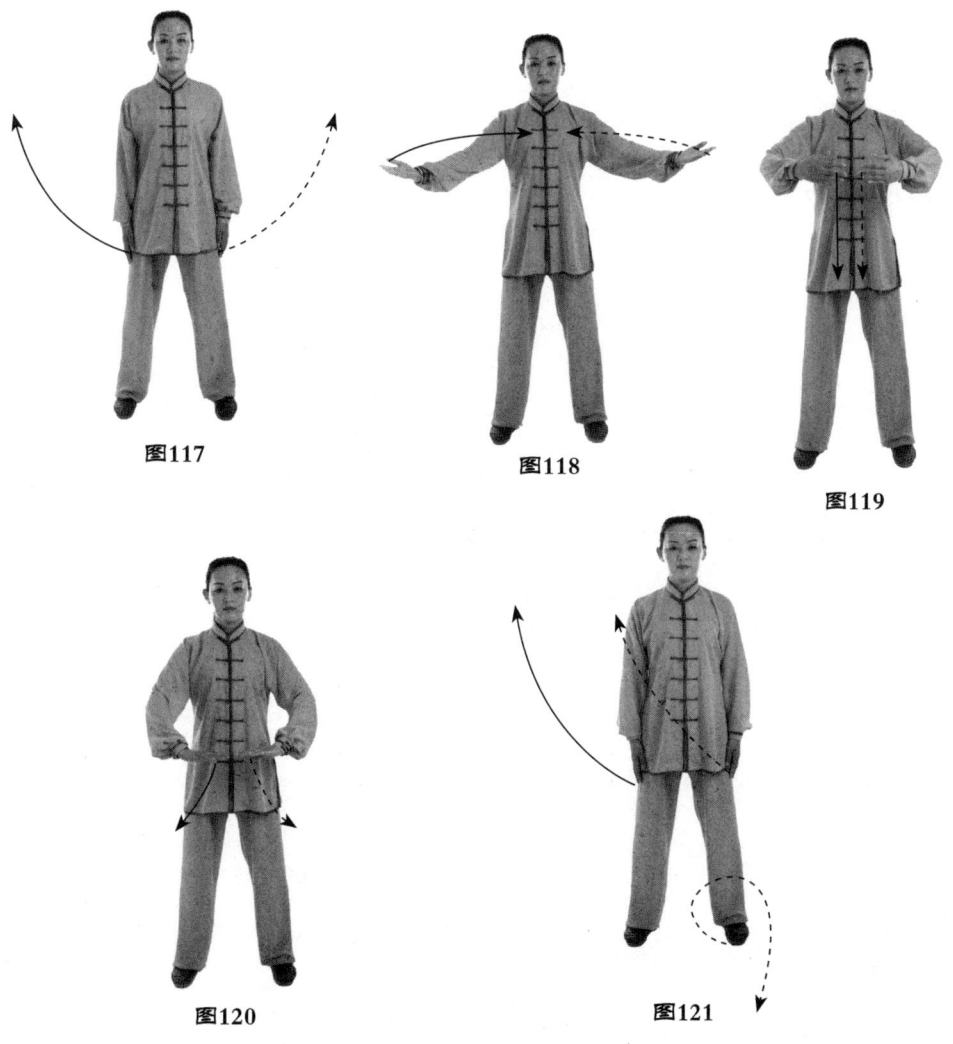

图117　　　　　图118　　　　　图119

图120　　　　　图121

2. 呼吸方法

两手上提时配合吸气，前伸、下扑时配合呼气。

3. 意念活动

（1）初学时，意想动作规格。

（2）动作熟练后，意想自己是深山中之猛虎，伸展肢体、抓捕猎物，虎视眈眈，具有兽中之王的气势。

（3）最后两掌侧前方举起时，意在劳宫，内合时意在膻中，下按时意在丹田。

4. 技术要点

（1）身体前俯至水平时，两臂前伸、臀部后引、头部上抬、腰部下塌，使脊柱得到充分伸展，又称"长引腰"。

（2）屈膝下蹲、收腹含胸与伸膝、送髋、挺腹、后仰的动作过程要连贯，使脊柱由折叠到展开形成匀速波浪式蠕动，从腰椎经过胸椎到达颈椎，节节贯串，两手下按、上提要与之配合协调。

（3）虚步下扑时，速度可以加快，先柔后刚，配合快速深呼气，气由丹田发出，以气催力，力达指尖，模仿猛虎下扑，按住猎物。

5. 易犯错误与纠正方法

（1）身体前俯时，低头、弓背、松腰、屈膝，手臂向上或向下伸展。纠正方法：两膝伸直，手臂与地面平行，向前伸展，抬头、挺胸、塌腰，通过手臂前伸与尾闾[1]后引，使脊柱在没有压力的状态下，对拉拔长。可以两人一组牵手相拉，体验腰脊伸展、被拉伸后"长引腰"的感觉。

（2）脊柱蠕动不明显，收腹、送髋、挺胸不充分，两手配合不协调。纠正方法：两手由水平向下划弧时，低头、弓背、收腹、敛臀；两手体侧上提划弧时，送髋、挺胸、抬头。动作幅度由小到大，逐步适应。

（3）虚步时，身体未能面向正前方，重心不稳，左右摇晃。纠正方法：以支撑腿脚跟为支点，当重心移至脚后跟时，及时外展脚掌，成虚步时身体就能朝向前方；迈步时，两脚横向距离要保持一定宽度，适当增大稳定角度。

6. 功理与作用

（1）引腰前伸，牵拉腰脊，提高脊柱的柔韧性和伸展度，利于脊柱保持正常的生理弧度。脊柱的伸展、折叠，波浪式蠕动，可增强腰部肌肉的力量，预防腰肌劳损、腰突症、腰椎滑脱、习惯性腰扭伤等腰部疾患。

（2）两拳在胁肋的摩运、提拉，以及脚趾的上翘，意在刺激足厥阴肝经。肝开窍于目，虎视眈眈可疏泄肝气。

（3）督脉行于背部正中，任脉行于腹部正中，脊柱的反复伸展、折叠蠕动，可牵动任、督二脉，起到调和阴阳、疏通经络、活跃气血的作用。

---

[1]尾闾：位于尾骨端与肛门之间。

第二戏　鹿戏

"鹿戏"要体现出鹿的温顺优雅。鹿和谐为伴，闲雅而好动，互抵以戏为乐，矫健轻捷，灵巧舒展，愉悦恬静，挺身眺望，伺机而动，蓄势竞奔，砥砺前行。鹿戏主肾，腰为肾之府，运转尾闾，心肾相交，前弓后撑，含胸收腹，疏通任督，强腰补肾。

鹿抵

1. 动作说明

动作一：接上式。两膝微屈，身体重心移至右腿，左脚经右脚内侧向左前方迈出，脚跟着地；同时，身体稍右转，两掌握空拳，向右侧摆起，与肩同高，拳心向下；目随手动，转视右拳（图122）。

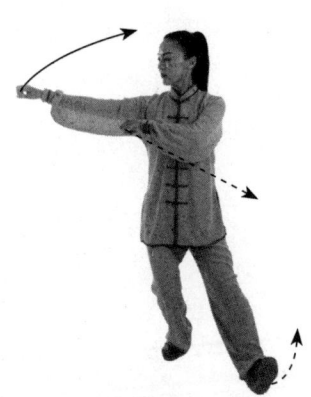

图122

动作二：身体重心前移，左腿屈膝，脚尖外展约70°后踏实，右腿伸直蹬实，全脚掌着地；同时，身体左转，两拳成"鹿角"，随之向左摆动，左臂屈肘，肘尖抵靠在左腰侧，前臂水平，稍背屈，指尖向左，右臂向上、向左、向后划弧，侧举至头前，掌指向左后方伸抵，掌心向外，指尖朝后；目视右脚跟（图123、图124、图124附图）。

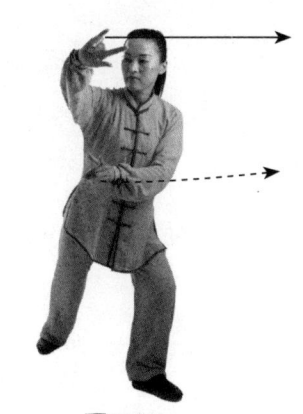

图123

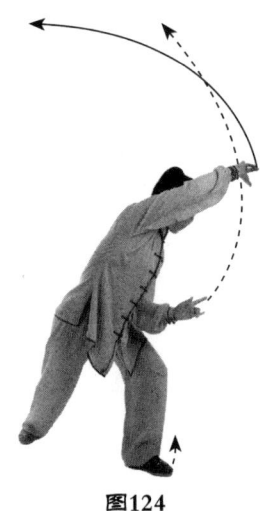
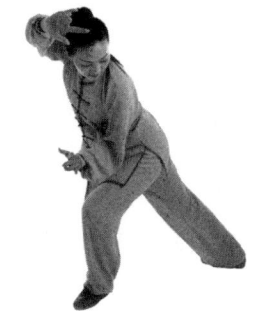

图124　　　　　　　　　图124附图

动作三：身体右转，重心后移，左脚尖翘起；两手由鹿角向上、向右、向下划弧，摆至身体右侧，高与肩平，掌心向下；目视右手（图125、图126）。

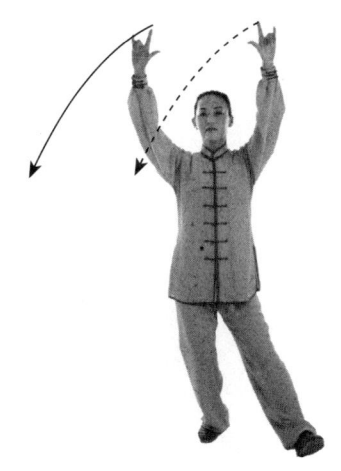
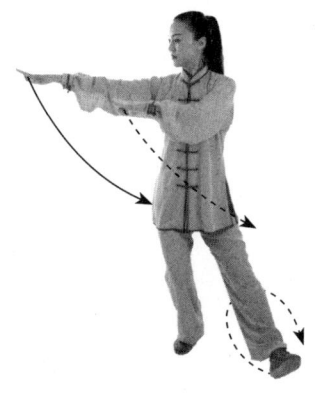

图125　　　　　　　　　图126

动作四：两手由鹿角变为握空拳落于体前；同时，左脚收回，与肩同宽，两膝微屈；目视前方（图127）。

动作五至八：同动作一至四，唯左右相反（图128～图133）。

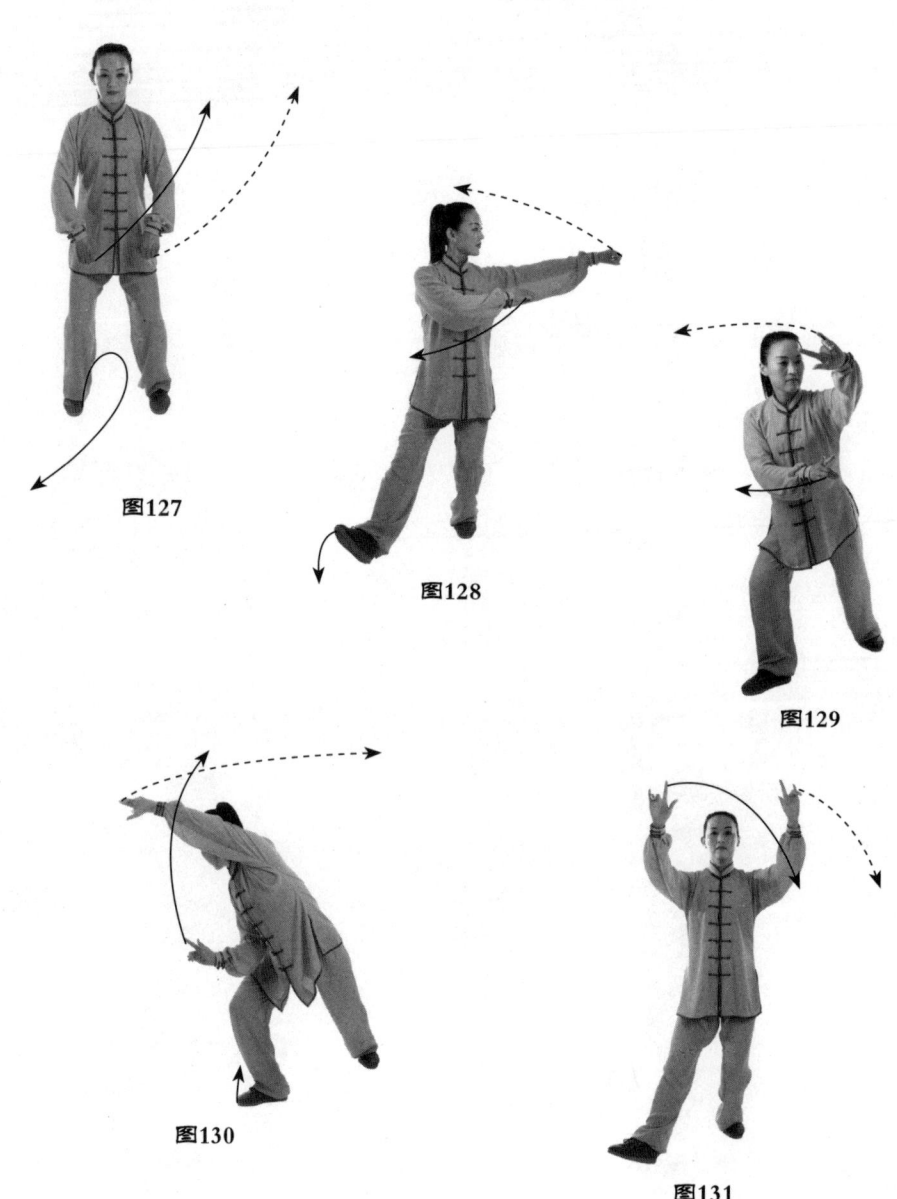

图127

图128

图129

图130

图131

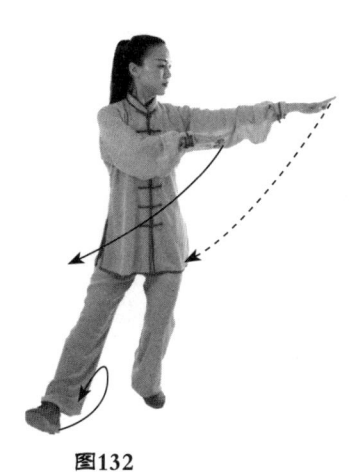

图132

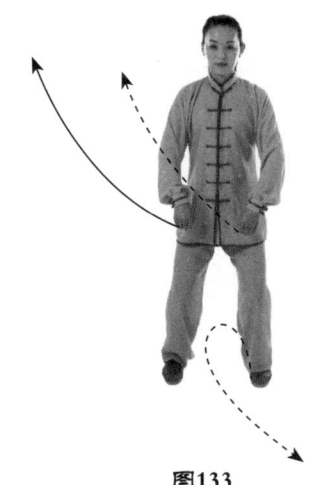

图133

重复动作一至动作八1遍。然后，两臂垂于体侧；目视前方（图134）。

2. 呼吸方法

两臂摆至与肩同高时，配合吸气，两臂随着转体向后抵角时，配合呼气；两手向上划立圆时，配合吸气，两手下落还原时，配合呼气。

3. 意念活动

（1）初学时，可意想动作规格。

（2）动作熟练后，可意想自己是原野上的梅花鹿，伸足迈步，回顾戏抵，自得其乐。

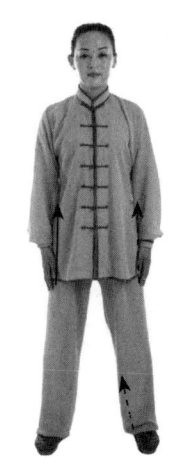

图134

4. 技术要点

（1）鹿抵的手型交替变换，先握空拳，再变鹿角，握空拳时要松，变鹿角时要紧，变换过程不能突然加速，要逐渐屈指和展开。空拳与鹿角的手型变换点，以两臂摆至与肩同高时为界。

（2）腰部侧屈拧转，侧屈的一侧腰部要压紧，另一侧借助上举手臂后伸，充分抻拉脊柱和后背部肌群。

（3）后脚脚跟要蹬实，固定下肢位置，加大腰腹部拧转幅度，运转尾闾。

5. 易犯错误与纠正方法

（1）两臂划圆，动作僵硬。纠正方法：主要原因是腰部和手臂运行脱节，不协调。鹿抵手臂运行有立圆和平圆的变化，在学习完整动作之前，两手可以在体前反复进行立圆和平圆的绕环，体会以腰带臂的动作要领，熟练后再习练完整动作。

（2）拧腰侧屈不充分，拧转不到位。纠正方法：两脚位置要固定，脚尖外展角度要到位，后腿要蹬直；两臂随着转体划平圆，下面手臂肘尖用力抵压在腰侧，帮助侧屈；上面手臂横于头前，手腕背伸，手指向后伸出，超过下面手臂位置，助力旋转。

（3）低头，视线看不到后蹬腿脚跟。纠正方法：髋部下沉，身体微向前倾，头和身体斜中寓直，转头下视，通过肩侧注视后蹬腿脚跟。

6. 功理与作用

（1）转头角抵，拧转侧屈，后蹬着力，目视脚跟，牵动和疏通足少阴肾经，提高肾的功能。

（2）腰为肾之府，腰脊拧转侧屈，交替挤压，促使腰部气血运行旺盛，可运转肾气，起到强腰补肾的作用。

（3）腰部的侧屈拧转，使整条脊椎充分旋转，可柔韧脊柱，增强腰部肌肉力量，防止腰部脂肪沉积；利滑腰椎关节，可防治腰椎小关节紊乱等症。

鹿奔

1. 动作说明

动作一：接上式。重心移至右腿，左脚提起，向前迈步，先脚跟着地，再屈膝，右腿伸直，成左弓步；同时，两手握空拳沿身体两侧向上、向前划弧，屈腕下落至体前，高与肩平，与肩同宽，拳心向下；目视前方（图135~图137、图137附图）。

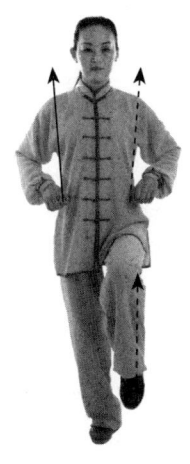

图135

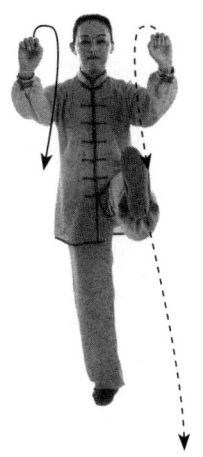

图136

健身气功·五禽戏

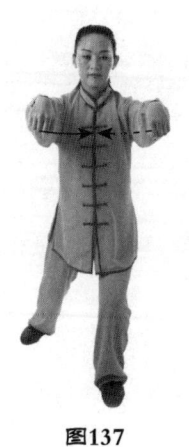 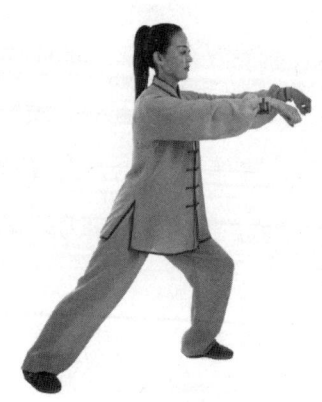

图137　　　　　　　　图137附图

动作二：身体重心后移，右腿屈膝，左膝伸直，全脚掌着地，头前伸、弓背、收腹、敛臀；同时，两臂前伸内旋，拳变"鹿角"，掌背相对，间距约5厘米，指尖向前；目视前下方（图138、图138附图）。

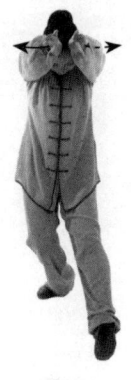 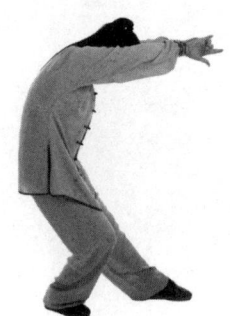

图138　　　　　　　　图138附图

动作三：身体重心前移，上体抬起，保持正直，右腿伸直，左腿屈膝，成左弓步；同时，松肩沉肘，两臂外旋，"鹿角"变空拳，拳面要平，拳心向下，高与肩平；目视前方（图139）。

动作四：身体重心移向右腿，左腿自然伸直，脚尖翘起（图140）。左脚收回，脚尖点地，与肩同宽，再左脚从脚尖至脚后跟依次落地，同时右脚从脚后跟至脚尖依次抬起，两脚换跳步；两拳随之向下划弧，落于体侧，换跳完成时，两拳沿体侧收提至腰侧；目视前方（图141、图142）。

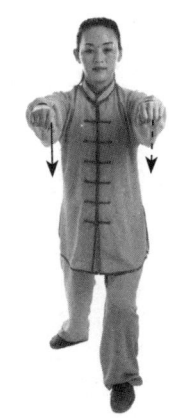

图139

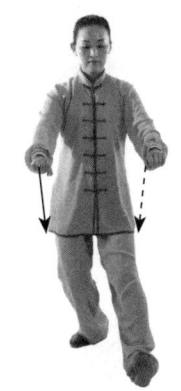

图140

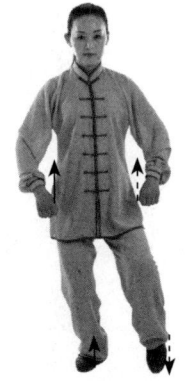

图141

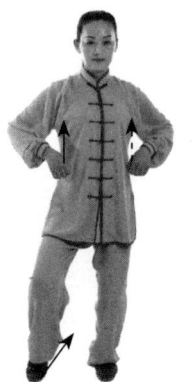

图142

动作五至八：同动作一至四，唯左右相反（图143～图148）。

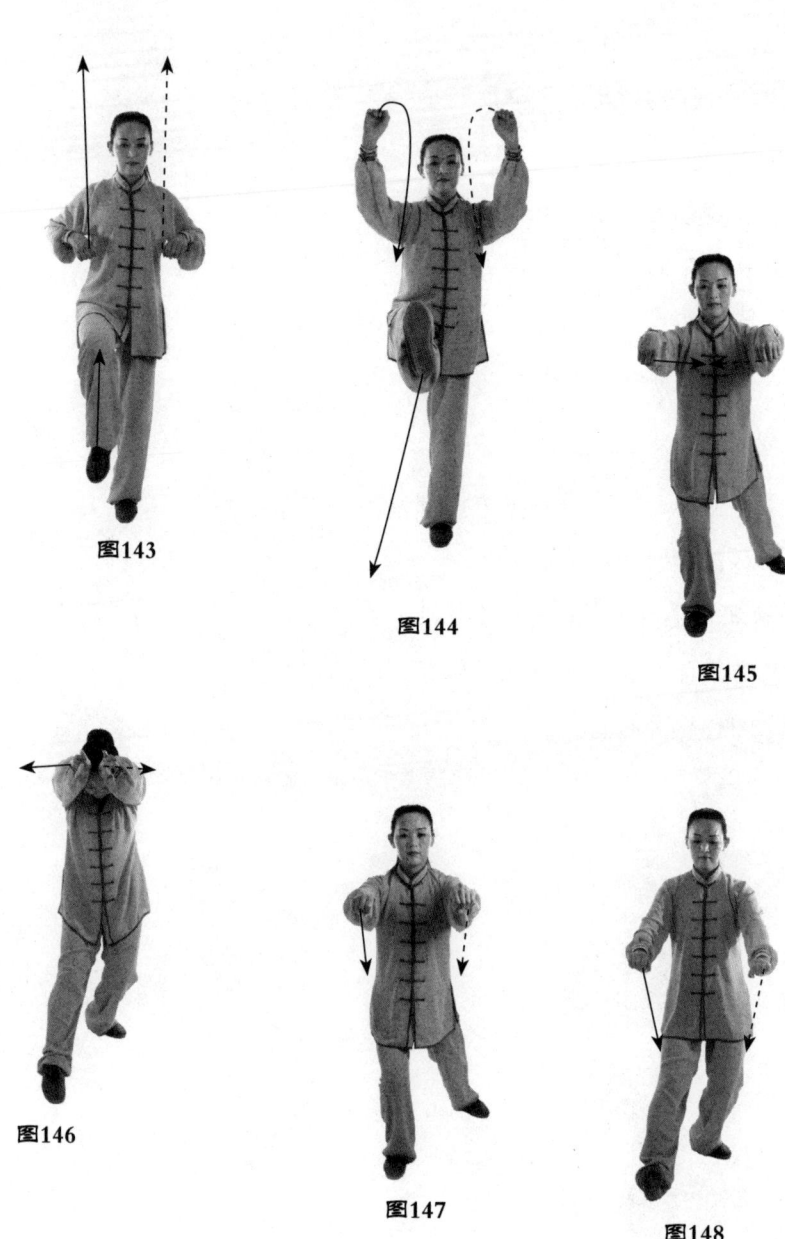

重复动作一至动作八1遍。然后，左脚收回，两臂垂于体侧，目视前方（图149）。

最后两掌向身体侧前方举起，掌心朝上，与胸同高，再两臂屈肘，两掌内合，转掌心向内对膻中穴，随即两掌内旋，缓慢下按至腹前，左右分开，两臂垂于体侧；目视前方（图150~图153）。

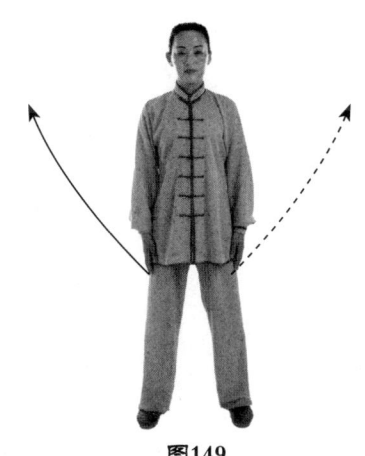

图149

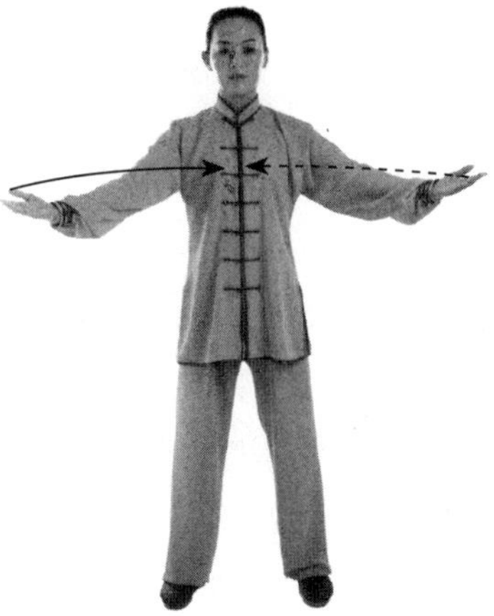

图150

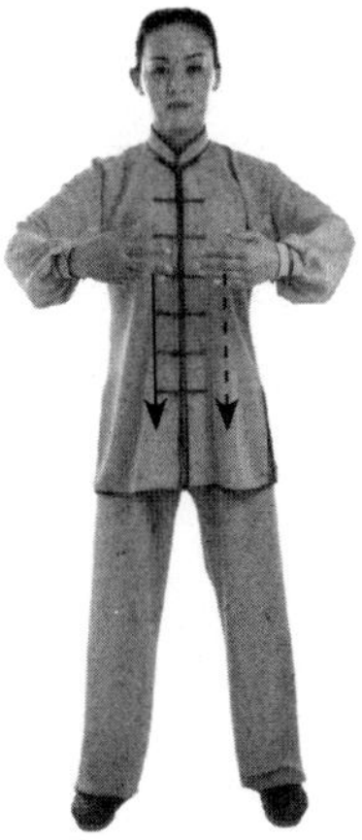

图151

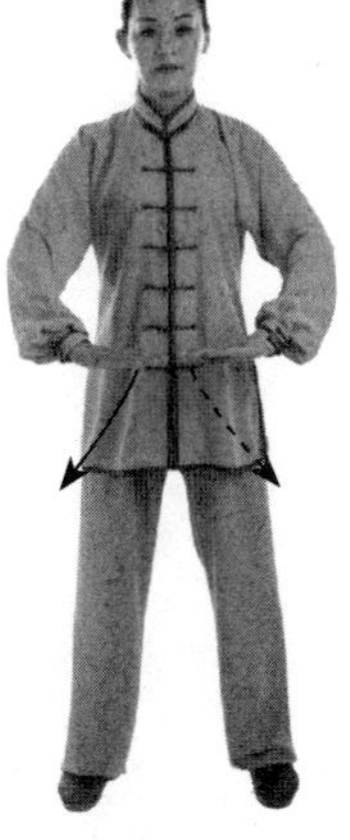

图152

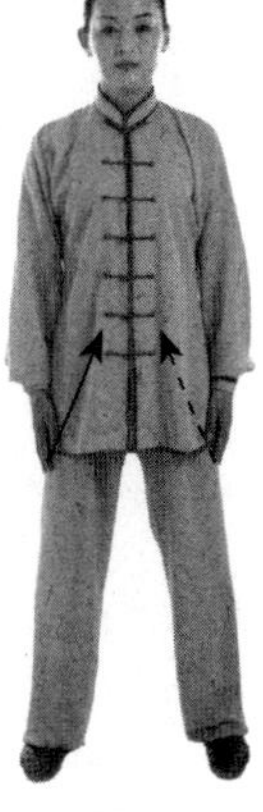

图153

2. 呼吸方法

两手上提时吸气，向前下落时呼气；弓背时吸气，重心前移、两臂下落时呼气；收脚时吸气，换步时呼气。

3. 意念活动

（1）初学时，意想动作规格。

（2）动作熟练后，向前迈步时，意想鹿在草原上投足前奔，轻盈敏捷；身体重心后移成两张弓时，蓄势待发，意守命门。

（3）最后两掌侧前方举起时，意在劳宫，内合时意在膻中，下按时意在丹田。

4. 技术要点

（1）提脚前迈要有弧度，抬高腿、迈大步、落小步；落步轻灵，体现鹿的安舒神态。

（2）身体后坐时，两臂前伸，胸部内含，靠背，形成"横弓"状；头前伸，背后拱，腹内收，臀内敛，形成"竖弓"状，使腰背部得到充分伸展和拔长。

5. 错误动作与纠正方法

（1）落步后，两腿成一直线，重心不稳。纠正方法：提脚上步时，向同侧肩部正前方落步，保持两脚的横向距离与肩同宽。

（2）背部"横弓"和躯干"竖弓"不够明显。纠正方法：两臂内旋前伸，含胸靠背，肩胛外展内扣，两力相拉，可增大"横弓"幅度；头、髋前伸，收腹敛臀，命门后凸，可增大躯干"竖弓"幅度。胸内含、背后靠、腹收缩、臀内敛前送，形成躯干两张"弓"，使背部肌肉向上、下、左、右四个方向充分伸展。

（3）换跳步动作僵硬。纠正方法：换跳步动作模拟鹿奔跑时步伐之间的变换，身体重心的左右移动，虚实转换要分明，两脚下落、提起速度要均匀，轻柔并富有弹性。

6. 功理与作用

（1）两臂内旋前伸，肩背部肌肉得到牵拉，对颈肩综合症、肩关节周围炎等症有防治作用；躯干弓背收腹，能柔韧脊柱，矫正脊柱畸形，增强腰背部的肌肉力量。

（2）"迈大步、落小步"动作，要求在单腿独立状态下，有控制地摆动另一条腿，可以提高人体的平衡能力；两脚的换跳步可以增强踝关节的力量和柔韧性，牵拉足少阴肾经经穴，具有强筋健骨的作用。

（3）脊柱后弯，内夹尾闾，后凸命门，打开大椎，疏通督脉经气，振奋全身阳气；重心后坐，气运命门，加强了先天和后天之气的交流。

第三戏　熊戏

"熊戏"要体现熊的稳健。熊四肢粗壮有力，蹒跚摇晃，行步沉实，憨态可掬，稳重之中显灵敏，憨厚之中生灵巧。熊戏主脾，脾为气血生化之源，脾胃健则后天之本固，运转腰腹，提髋迈步，拧压挤按，气沉丹田，晃动中焦，补中益气，健脾和胃。

熊运

1. 动作说明

动作一：接上式。两掌握空拳成"熊掌"，提起置于肚脐两侧，拳眼相对，间距约5厘米；同时，两腿微屈，身体稍前俯；目视两拳（图154、图155、图155附图）。

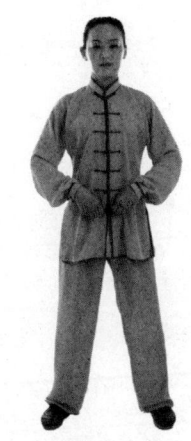
图154

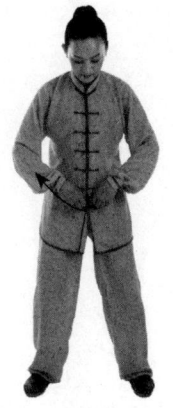
图155

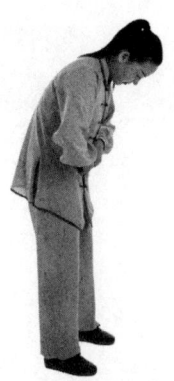
图155附图

动作二：以腰腹为轴，上体做顺时针摇晃；同时，两拳随之沿右肋部、上腹部、左肋部、下腹部划圆；目随上体摇晃环视（图156～图159）。

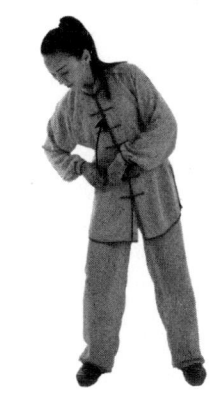

图156

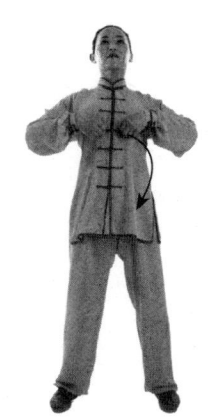

图157

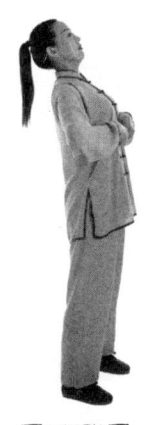

图157附图

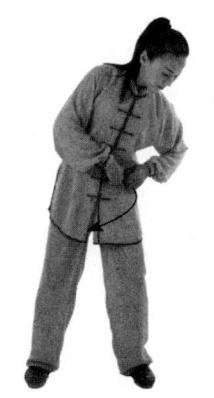

图158

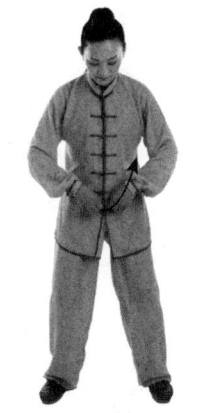

图159

动作三、四：同动作一、二。

动作五至八：同动作一至四，身体做逆时针摇晃，两拳随之划圆。动作相同，唯方向相反（图160～图163）。

两腿伸直；两拳变掌下落，自然垂于体侧；目视前方（图164）。

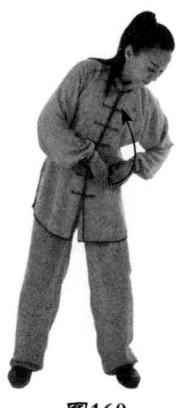

图160

第二章 健身气功·五禽戏功法功理

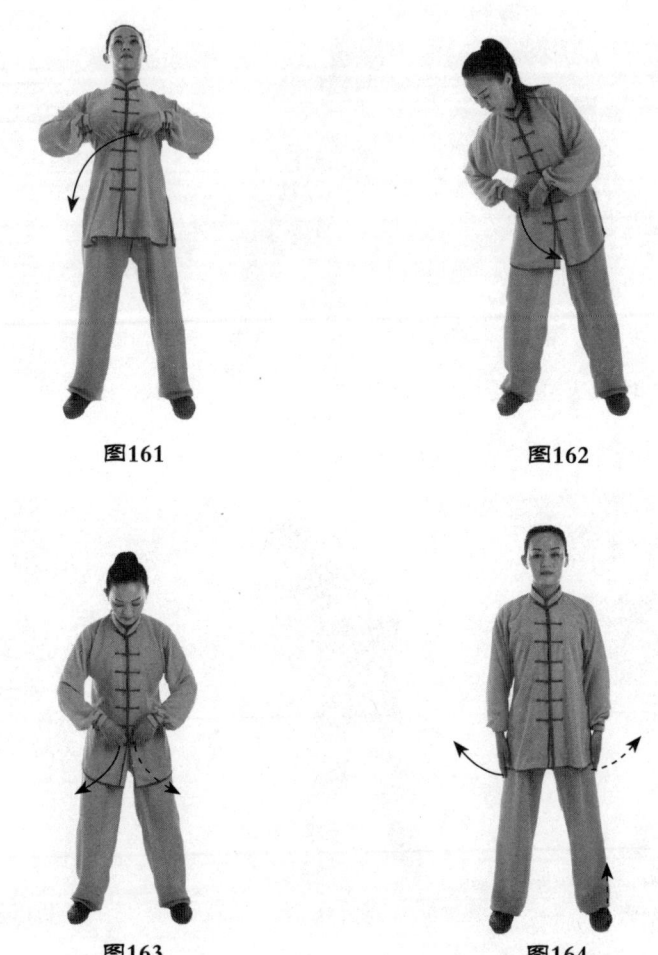

图161　　　　　　　图162

图163　　　　　　　图164

2. 呼吸方法

身体向上提拉时吸气，身体向下挤压时呼气，运转一圈，配合一次呼吸。

3. 意念活动

（1）初学时，意想动作规格。

（2）动作熟练后，意念在丹田，以意领气，意念内气带动身体和两拳的运动。

4. 技术要点

（1）下肢固定不动，以腰腹中焦部位为圆心，身体在立面上进行摇转。

（2）肩肘放松，两手轻轻贴于腹前，随身体摇晃，同步协调，立圆摆动，圆活自然，不粘不滞。

（3）身体和两拳向上划圆时，提胸收腹，充分伸展腰腹；向下划圆时，含胸松腹，挤压脾、胃、肝等中焦区域。

5. 错误动作与纠正方法

（1）腰腹运行时，下肢同时摇晃，躯干未能立圆运行。纠正方法：保持下肢不动。①先做躯干前俯、后仰运动，再做躯干左右侧屈运动，体验躯干四个方向的位置；②在腰部的带动下，将四个点连贯起来，做顺时针或逆时针的立圆摇转；③视整个身体为一座台钟，胯部及其以下部位为台钟底座，固定不动，假想躯干为台钟的分针（长针），在钟面做垂直摇转。

（2）两拳划圆粘滞，与腰腹运行不同步。纠正方法：①体会腹前立圆：以肚脐为中心，10厘米左右为半径，两手握空拳贴于腹前划立圆，动作要圆活连贯，使拳和腹部摩擦力减到最小，同时体验两拳在腹前运行轨迹和方向位置；②体会四个方位的同步运动：躯干做上下、左右摆动时，两拳也随之做同向运动，体验两拳和腰腹的协调同步；③以腰带动两臂运行：腰腹做立圆摇转，带动两拳运转，假想两拳为钟的短针（时针），由长针带动在钟面上进行同步立圆顺、逆运转。

6. 功理与作用

（1）熊戏主脾，脾主运化和输布精微；转腰摩腹，以身带手，摩运中焦，提升脾胃"血气生化之源"的能力，使中焦气血通畅。

（2）腰腹摇转，牵动脾经、胃经等经络，引导内气运行，提升脾胃运化功能，可防治消化不良、腹胀纳呆、便秘腹泻等症。

（3）活动腰部关节和肌肉，可防治腰肌劳损及软组织损伤。

熊晃

1. 动作说明

动作一：接上式。身体重心右移，左髋上提，牵动左脚离地，两掌握空拳成"熊掌"，置于体侧，随即松髋，左腿屈膝提起，右腿微屈；目视左前方（图165、图166）。

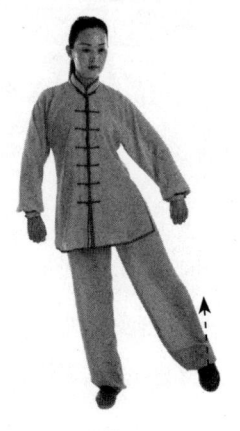

图165

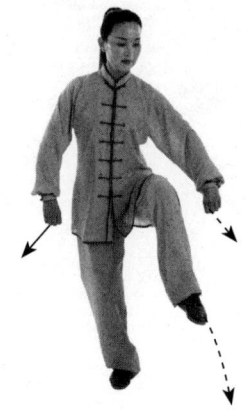

图166

动作二：身体重心前移，左脚向左前方落地，全脚掌踏实，脚尖朝前，左腿弯曲，右腿伸直；同时，左臂内旋前靠，左拳摆至左膝前上方，拳心朝左，高与腰平，右拳摆至体后，拳心朝后，高与腰平；目视左前方（图167）。

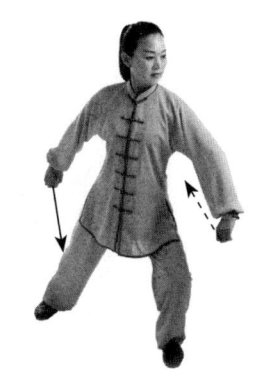

图167

动作三：身体先右侧压，再左转，重心后坐，左腿伸直，右腿屈膝；同时拧腰晃肩，带动两臂前后弧形摆动，右拳摆至左膝前上方，拳心朝右，高与腰平，左拳摆至体后，拳心朝后，高与腰平；目视左后方（图168、图169）。

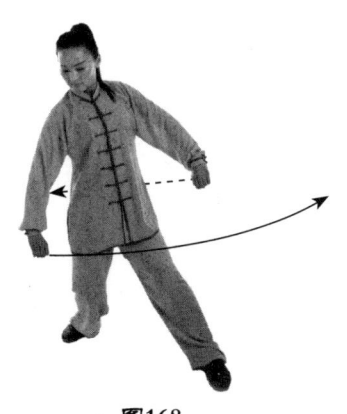

图168　　　　　　　图169

动作四：身体先左侧压，再右转，重心前移，左腿屈膝，右腿伸直；同时拧腰晃肩，带动两臂前后弧形摆动，左臂内旋前靠，左拳摆至左膝前上方，拳心朝左，高与腰平，右拳摆至体后，拳心朝后，高与腰平；目视左前方（图170、图171）。

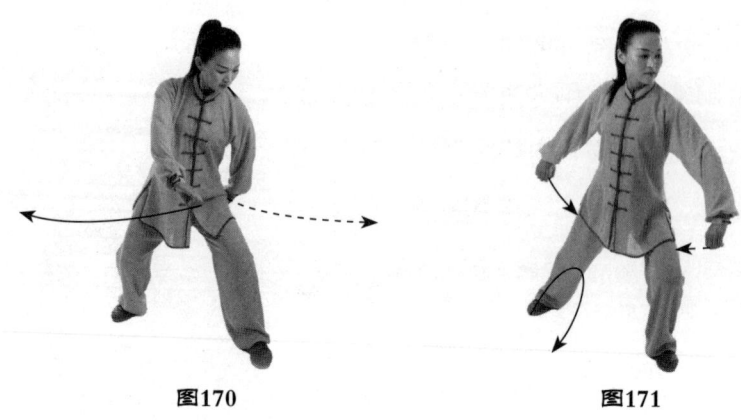

图170　　　　　　　　　图171

动作五至八：同动作一至四，唯左右相反（图172～图178）。

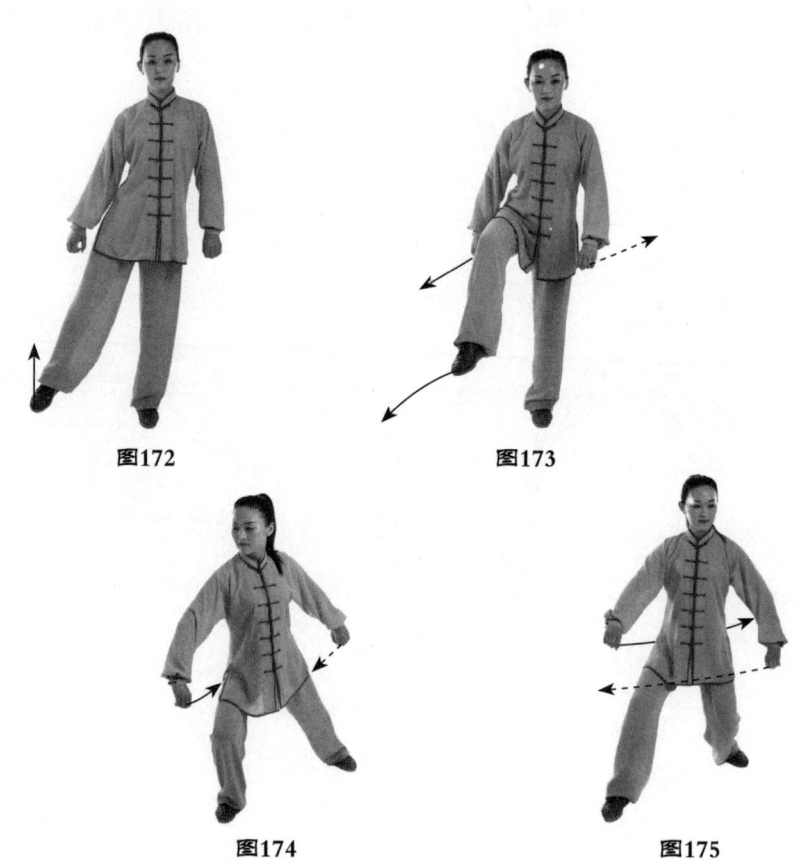

图172　　　　　　　　　图173

图174　　　　　　　　　图175

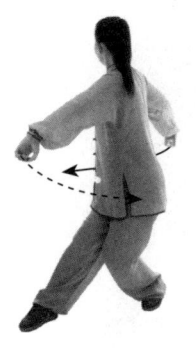
图176
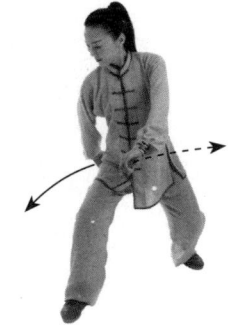
图177
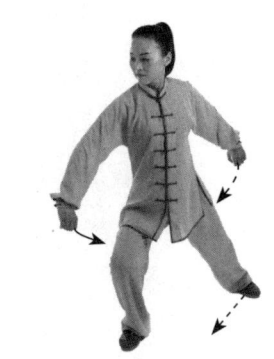
图178

重复动作一至动作八1遍。然后左脚上步，开步站立；两臂自然垂于体侧，目视前方（图179）。

最后，两掌向身体侧前方举起，掌心向上，与胸同高，再两臂屈肘，两掌内合，转掌心向内对膻中穴，随即两掌内旋，缓慢下按至腹前，左右分开，两臂垂于体侧；目视前方（图180~图183）。

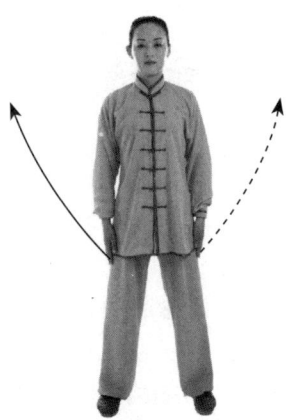
图179

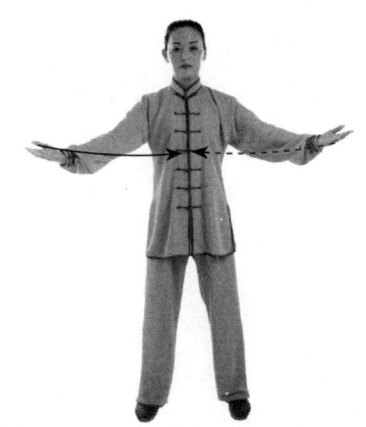
图180

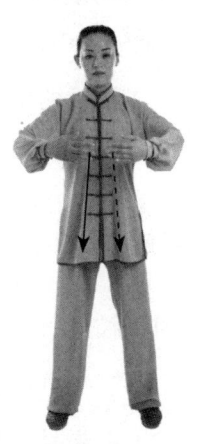
图181

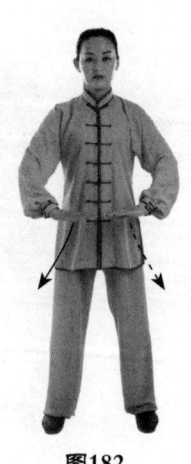
图182

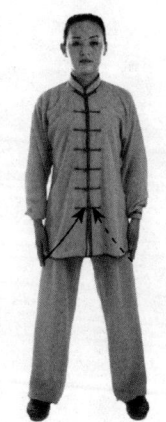
图183

2. 呼吸方法

熊晃动作配合两次呼吸。提髋、屈膝时吸气，落步前移时呼气；重心后坐时吸气，重心前移时呼气。

3. 意念活动

（1）初学时，意想动作规格。

（2）动作熟练后，意想自己是山中之黑熊，迈步前行沉稳厚实，后坐蓄劲蕴含内劲，前靠发力笨中生灵。

（3）最后两掌侧前方举起时，意在劳宫，内合时意在膻中，下按时意在丹田。

4. 技术要点

（1）腰侧肌群收缩牵动大腿上提，按提髋、起腿、松腰、屈膝、落步的先后顺序行进。上提时，臀部收紧，不翘臀，两肩放平。

（2）上步时，两脚的横向间距稍宽于肩，随身体重心前移，踝关节放松，全脚掌踏实，使震动感从踝关节传到膝关节，再到髋关节，表现熊步的沉稳厚实。

（3）腰部两侧挤压时间很短，动作完成后，即由百会穴上领，转腰舒体，晃动两臂，如风摆杨柳，轻盈自然。

5. 错误动作与纠正方法

（1）提髋不充分，两肩呈一高一低。纠正方法：提髋时，保持两肩放平不动，重心移至身体一侧，另一侧腰肌尽力收缩，带动下肢上提，膝关节自然伸直，原地提、原地落，左右轮换，体会腰侧肌群收缩和放松状态。

（2）落步震脚不自然，用力踩踏，髋关节处没有震动感。纠正方法：提髋、屈膝、落地时，重心要顺势前移，切忌主动踩踏，脚尖要向前，全脚掌自然着地，同时踝、膝关节放松，才能使震动感传至髋关节。

（3）腰部两侧挤压不充分，以腰带臂不明显。纠正方法：①先两脚开立，做两臂下引、身体侧屈动作，体会对腰部两侧的挤压感。②挤压到位后，百会穴上领，身体左右转动，带动两臂前后摆动，体会以腰带臂。③结合步型练习，摆好落步震脚后的步型，以腰带臂，两臂与步型同方向前后摆动；再增加腰部侧屈挤压，挤压时间很短，到位后即舒腰展体；熟练后，融入完整动作中去。

6. 功理与作用

（1）提髋屈膝，控制重心移动，落步震脚，可提高平衡能力，增强髋关节周围肌肉的力量，有助于防治下肢无力、髋关节损伤、膝痛等症。

（2）提髋震脚，腰腹挤压、摇晃，意在运动两胁，调理肝脾，挤压按摩消化器官，有助于腹部两侧脂肪运化，增强消化功能，塑身健美。

第四戏　猿戏

"猿戏"要体现出猿猴的机警敏捷。猿猴天性活泼好动，左顾右盼，眼观六路，目光似电，善于纵跳，伸展肢体，攀树摘果。猿戏主心，耸肩团背，抓撮按提，十指连心，心主神明，心之所思必行之于指，指之灵动即神之所钟。外练肢体的轻灵敏捷，欲动则如疾风闪电，迅敏机警；内练精神的宁静贯注，欲静则静月凌空，万籁无声，从而达到外动内静、动静结合的境界。

猿提

1. 动作说明

动作一：接上式。两臂内旋微屈，两手置于腹前，十指斜相对，手指伸直分开，含胸收腹，随即两手快速外旋，屈腕，十指撮拢，捏紧成"猿钩"；低头看手（图184、图185）。

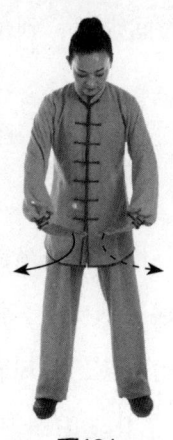
图184

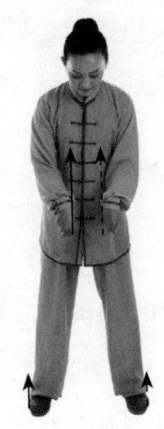
图185

动作二：两手上提至胸前，间距约10厘米，钩尖向下；两肩上耸，含胸团背，收腹提肛；两脚跟提起（图186、图186附图）。随即头向左转，目随头动，注视左后方（图187）。

动作三：躯干、腿部不动，头转正；目视前方（图188）。

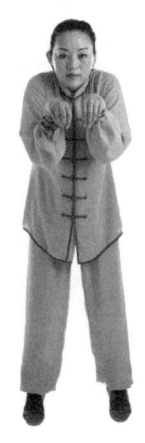
图186

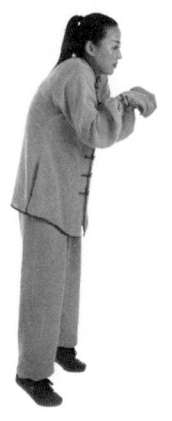
图186附图

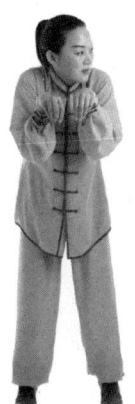
图187

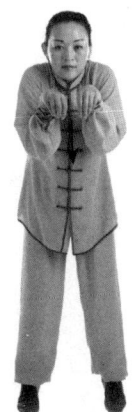
图188

动作四：两肩下沉，松腹落肛；"猿钩"变掌，体前下按，按至腹前，再左右分开，垂于体侧；脚跟着地；目视前方（图189、图190）。

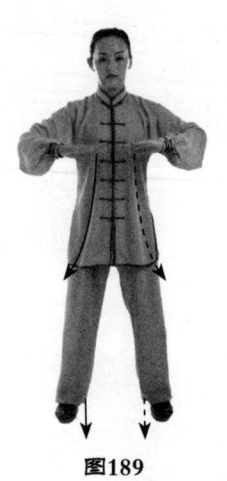

图189

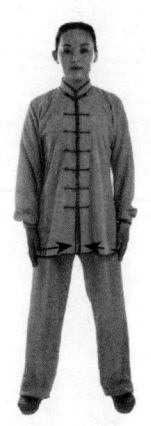

图190

动作五至八：同动作一至四，唯头向右转（图191～图197）。

重复动作一至动作八1遍。

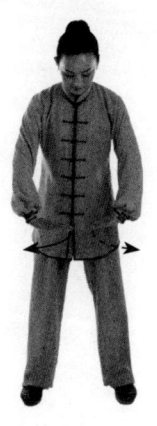

图191

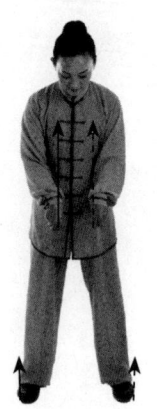

图192

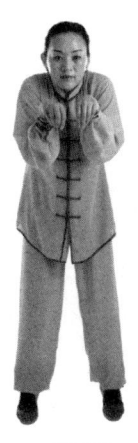
图193

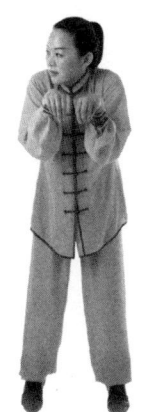
图194

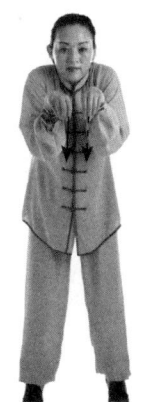
图195

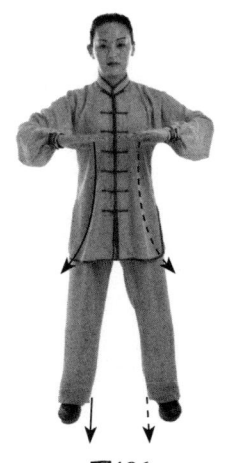
图196

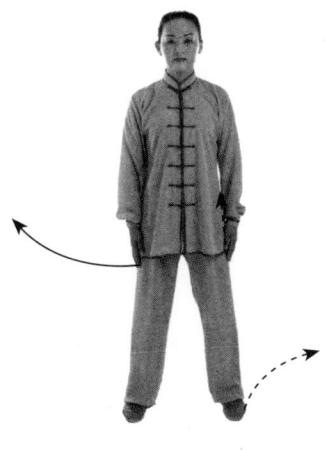
图197

2. 呼吸方法

猿提配合两次呼吸，其中一次为提肛呼吸。两臂内旋时吸气，撮拢握钩时呼气；两钩上提时吸气，收腹提肛，两掌体前下按时呼气，松腹落肛。在头部转向和回转之间，可运用停闭呼吸。

3. 意念活动

（1）初学时意想动作规格。

（2）两手上提时，意在会阴部位收紧；下落时，意在会阴部位放松。

（3）动作熟练后，意想自己是花果山中的灵猴，机智灵敏，提脚跷立，眼观六路，耳听八方。

4. 技术要点

（1）掌指撮拢变钩，速度要快；眼睛瞪大，眼神敏锐。

（2）耸肩、团胸、收腹、屈肘、提踵要充分。

（3）身体的收紧和放松都是按照从上到下的顺序进行。收紧顺序：百会穴上领，带动耸肩、收腹、提肛、脚跟离地，使身体重心上提；放松顺序：头颈部放松，再沉肩、松腹、落肛、脚跟着地，使身体重心下落。

5. 错误动作与纠正方法

（1）提踵时，重心不稳，身体前后晃动。纠正方法：头顶百会穴始终有上领之意，两膝伸直内夹，可起到稳定重心的作用。

（2）耸肩不充分，胸背部和上肢不能团紧。纠正方法：以胸部膻中穴为中心，缩脖、夹肘、团胸、收腹，加强胸背部和上肢的团紧程度，形成一个上下、左右向内挤压心脏部位的力量。

（3）转头时低头或抬头。纠正方法：百会穴上领，虚灵顶劲，下颌微收，头部平转，眼神保持平移。

6. 功理与作用

（1）快速旋腕撮拢成"猿钩"，意在增强神经—肌肉反应的灵敏性；提踵直立，可增强腿部力量，提高平衡能力。

（2）两手上提，缩脖、耸肩、团胸，可挤压胸腔；两掌下按，伸颈、沉肩、宽胸、松腹，可扩大胸腔体积，反复练习上述动作，可以按摩心肺，提高呼吸功能，改善脑部供血。

（3）两手上提，收腹提肛，引肾水上升，以制心火；两手下落，松腹落肛，气沉丹田，心火下降，以温肾水；交替练习，可促进心肾相交，水火相济，调节人体之阴阳平衡。

猿摘

1. 动作说明

动作一：接上式。左脚向左后方退步，脚尖点地，右腿屈膝，重心落于右腿；同时，左臂屈肘，左掌成"猿钩"收至左腰侧，右掌向右前方自然摆起，掌心朝下，高与腰平；目视右掌（图198）。

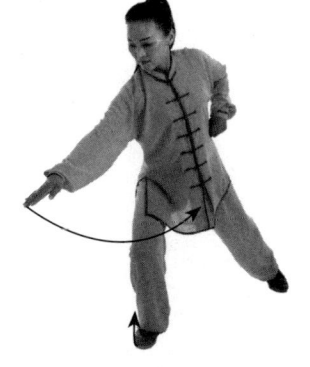

图198

动作二：身体重心后移，左脚踏实，屈膝下蹲，右腿自然伸直，脚尖翘起；右掌向下、向后摆起；目随手动（图199）。右脚收至左脚内侧，脚尖点地，成右丁步；同时，右掌向下经腹前向左上方划弧摆至头左侧，掌心对太阳穴①；目先随右掌，再转头注视右前上方（图200、图201）。

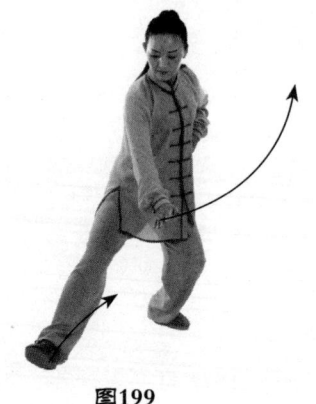
图199

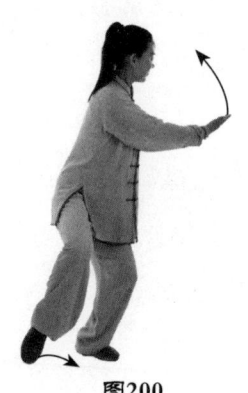
图200

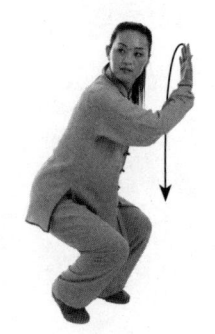
图201

动作三：右掌内旋，掌心朝下，沿体侧下按至左髋外侧，两腿顺势稍下蹲；目视右掌（图202）。右脚向右前方迈出一大步，左腿蹬伸，身体右转，带动两臂前后展开（图203）；身体重心前移，右腿伸直，左脚脚尖点地，成左后点步；同时，右掌经体前向右上方划弧，举至体侧变"猿钩"，稍高于肩，左掌向前、向上伸举，屈腕撮钩，成"采摘势"；目视左钩（图204）。

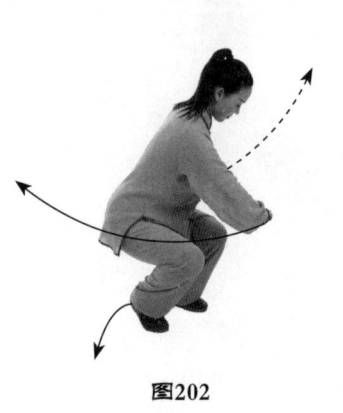
图202

---

①太阳穴：在头侧，眉梢与目外眦之间向后约1寸凹陷处。

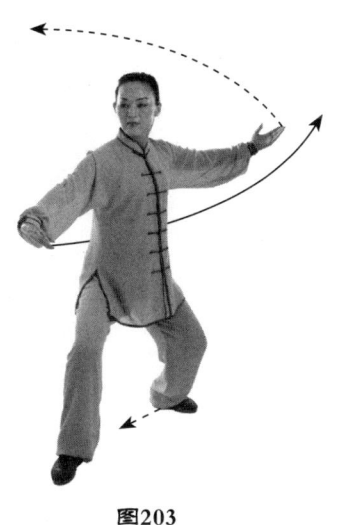
图203

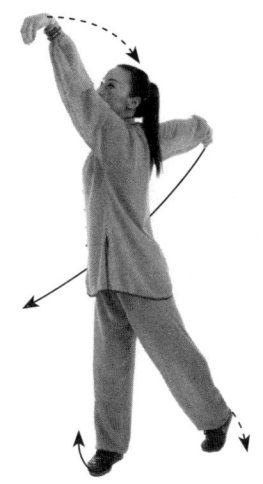
图204

动作四：身体重心后移，左腿屈膝，右腿自然伸直；左掌由"猿钩"变为"握固"，屈肘回收，右手变掌回落于体前（图205）。随即，左腿屈膝下蹲，右脚收至左脚内侧，脚尖点地，成右丁步；同时，左臂屈肘约90°，收至左前方，掌指分开，掌心朝上，虎口朝左后方，成"托桃状"，右掌经体前向左划弧至左肘下捧托，掌心对左肘尖；目视左掌（图206）。

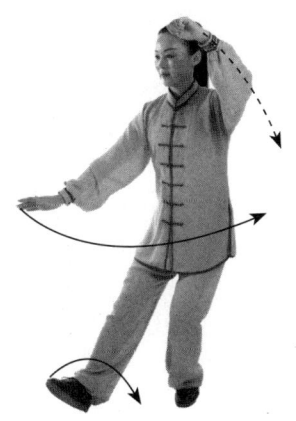
图205

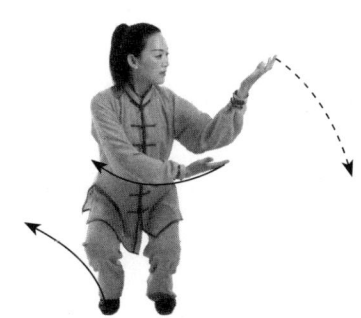
图206

动作五至八：同动作一至四，唯左右相反（图207~图215）。

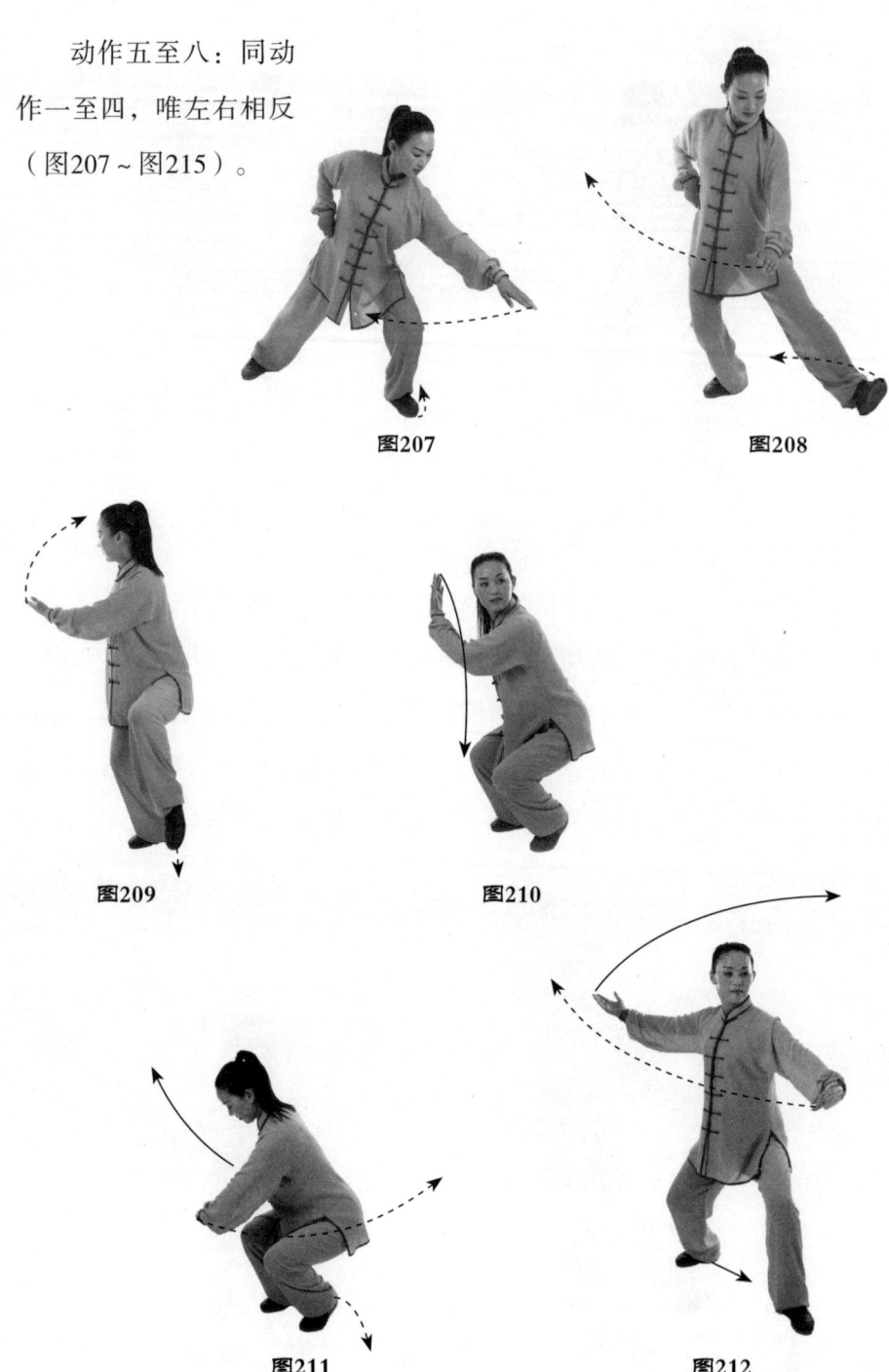

图207　　　　　　　图208

图209　　　　　　　图210

图211　　　　　　　图212

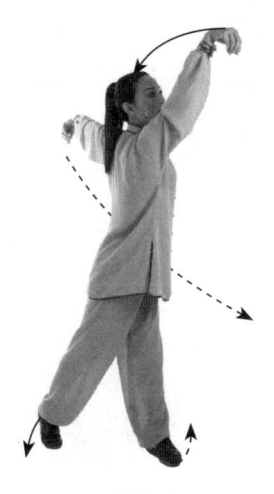
图213

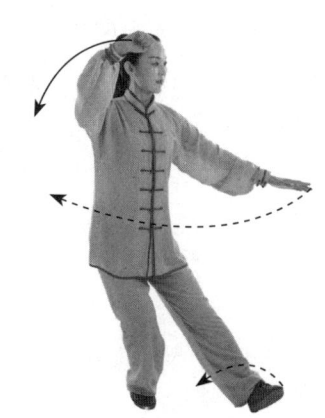
图214

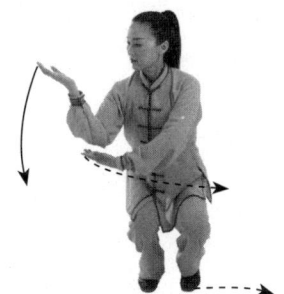
图215

重复动作一至动作八1遍。然后左脚向左横开一步，开步站立；两臂自然垂落于体侧；目视前方（图216）。

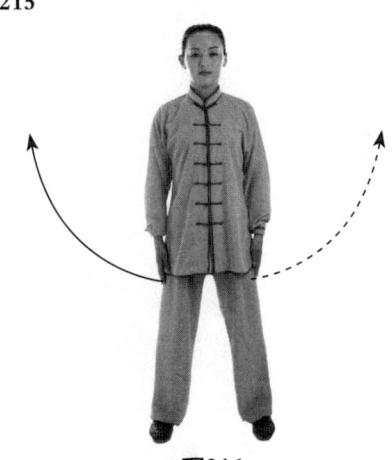
图216

最后，两掌向身体侧前方举起，掌心朝上，与胸同高，再两臂屈肘，两掌内合，转掌心向内对膻中穴，随即两掌内旋，缓慢下按至腹前，两掌左右分开，两臂垂于体侧；目视前方（图217~图220）。

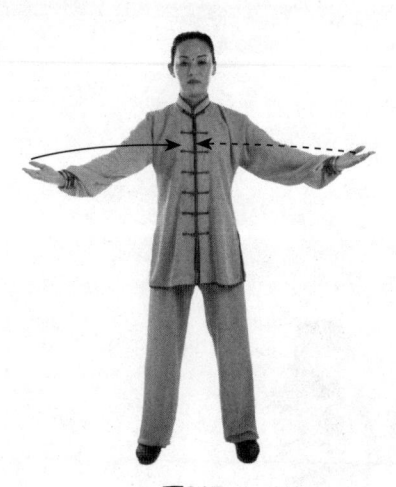
图217

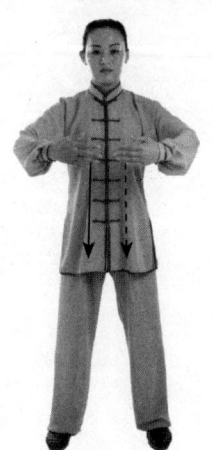
图218

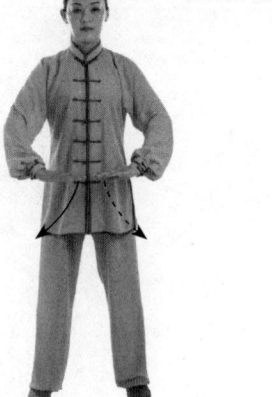
图219

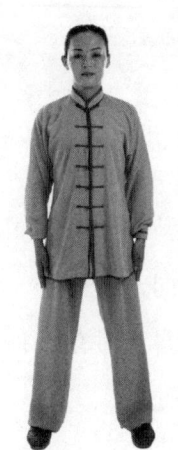
图220

2. 呼吸方法

屈膝退步、手臂前摆时吸气，重心后坐、手臂后摆时呼气；收脚丁步、摆掌顾盼时吸气，屈膝下蹲、转掌下按时呼气；迈步搂膝、展身舒臂时吸气，直身向上、屈腕勾手时呼气；握固收回、重心后移时吸气，收脚丁步、托掌捧桃时呼气。

3. 意念活动

（1）初学时，意想动作规格。

（2）动作熟练后，意想自己是花果山的灵猴，轻灵敏捷，善于纵跳，左顾右盼寻觅食物，攀树摘桃，托果欣赏，心情愉悦。

（3）最后两掌侧前方举起时，意在劳宫，内合时意在膻中，下按时意在丹田。

4. 技术要点

（1）眼睛要随上肢动作变化左顾右盼，体现出猿猴眼神的机警灵敏。

（2）屈膝下蹲时，全身呈收紧状；蹬腿迈步、向上采摘时，肢体要充分展开；采摘时，手指撮拢变"猿钩"，要快速敏捷；握固后，成"托桃状"时，掌指要及时分开。

（3）动作快慢相间，以神似为主，重在体会其意境，不可太夸张。

5. 错误动作与纠正方法

（1）手型变化不清晰。纠正方法：猿摘的手型在掌、钩和握固三者之间变换，每一变换都说明动作情节的发展，掌变猿钩是摘果动作，钩手变握固是持果动作，握固变掌是托果动作，其中掌变猿钩要快速，其余变换则要渐缓进行。

（2）上、下肢动作配合不协调。纠正方法：下蹲时，手臂屈肘，靠近身体；蹬伸时，身体伸直，手臂充分展开。以腰的运行带动上下肢体同步完成动作。

（3）摘果时，手臂向上直线推出，"猿钩"变化时机掌握不准。纠正方法：向上采摘，手的运行是由后向上的弧形运动，到动作的最高点时，才瞬间快速屈腕变钩。

（4）下肢路线方向不清。纠正方法：下肢动作有进有退，以退为主，有屈有伸，以屈为主；动作方向变化都是在正面和斜角45°进行。下肢可先单独练习，先向斜后方45°退步，丁步收回时，两脚尖连线在一条45°的斜线上；上步沿该斜线的延长线跨出，变为后点步；收回成丁步时，两脚平行。左右势反复练习，动作熟练后，融入完整动作。

6. 功理与作用

（1）动作的多样性体现了神经系统和肢体运动的协调性，模拟猿猴在采摘桃果时愉悦的心情，可放松大脑神经系统，对神经紧张、精神忧郁等症有防治作用。

（2）眼神的左顾右盼，有利于颈部运动，改善脑部的血液循环。

（3）猿摘包含寻果、摘果、托果等动作，松紧结合，快慢相间，四肢、躯干、眼神的变化均以大脑意识为主导，意在体现"心为五脏六腑之大主"，可利于气血畅通，意念专一，从而保持健康的心理状态。

第五戏　鸟戏

"鸟戏"取形于鹤,要体现仙鹤之展翅翱翔,轻盈飘洒,翘首远望,昂然挺拔,悠然自得,兴趣雅致,翩翩起舞,姿态优美。鸟戏主肺,肺有开合,开则真气上引,合则浊气下降,宣发肃降,吐故纳新,含胸松腹,气沉丹田。

鸟伸

1. 动作说明

动作一:接上式。两腿微屈膝下蹲;两掌在腹前相叠,掌心朝下;目视前下方(图221)。

动作二:两膝伸直;两掌向上举至头前上方,掌心朝下,指尖向前;身体微前倾,提肩、缩项、挺胸、塌腰;目视前方(图222、图222附图)。

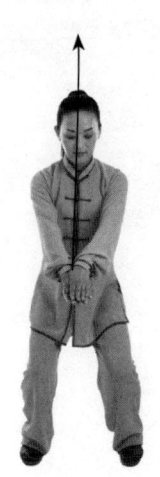
图221

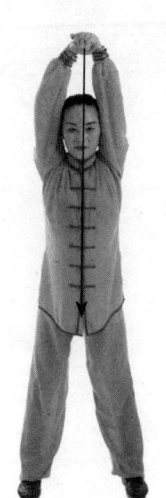
图222

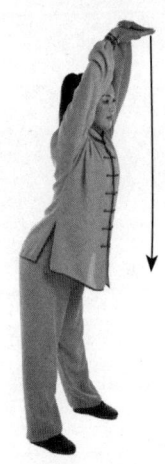
图222附图

动作三：两腿微屈膝下蹲；同时，两掌相叠，下按至腹前，掌心朝下，指尖朝前；目视两掌（图223）。

动作四：身体重心移至右腿，右腿屈膝，左脚提起，收于右腿内侧；两掌分开，向后摆至体侧，掌心朝后；目视前下方（图224）。随即右腿蹬直，左腿伸直向正后方摆起；同时，两掌左右分开，掌成"鸟翅"，向身体侧后方45°摆起，掌心朝后上方；抬头、伸颈、挺胸、直腰；目视前方（图225、图225附图）。

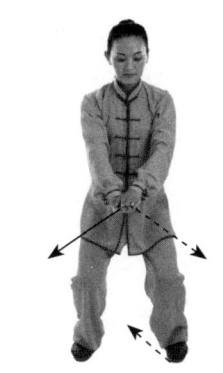

图223

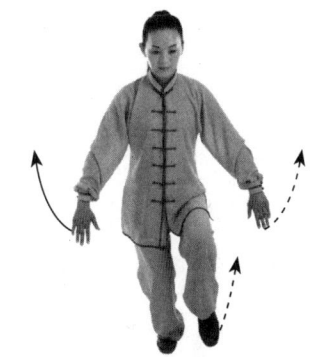

图224

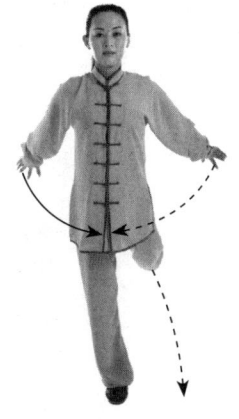

图225

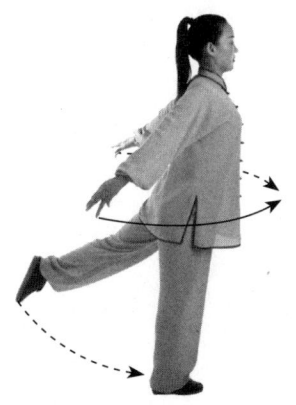

图225附图

动作五至八：同动作一至四，唯左右相反（图226~图230）。

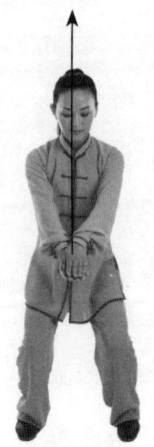

图226

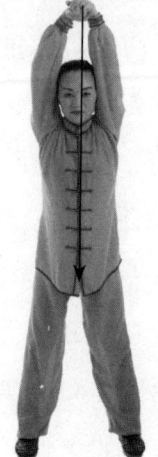

图227

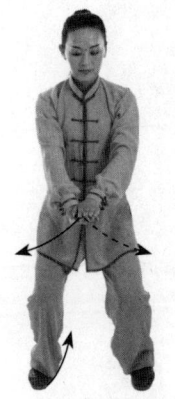

图228

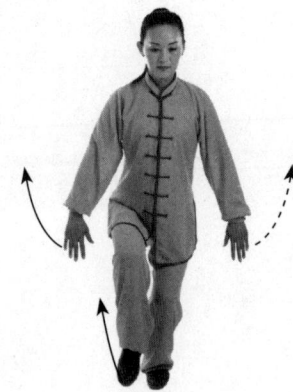

图229

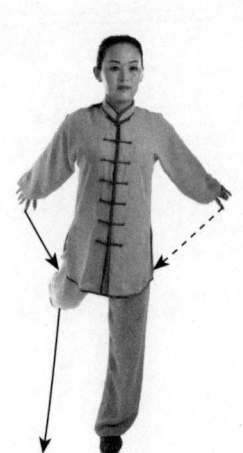

图230

重复动作一至动作八1遍。然后右脚下落,两脚开步站立;两臂自然垂于体侧;目视前方(图231)。

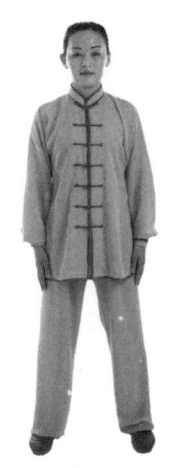

图231

2. 呼吸方法

两手上举时吸气,下落时呼气;向后伸展时吸气,下落内合时呼气。

3. 意念活动

(1)初学时,意想动作规格。

(2)动作熟练后,意想自己是湖中仙鹤,伸展肢体,抑扬开合,昂然挺拔,悠然自得。

4. 技术要点

(1)两掌在腹前相叠,左右手上下位置可任选,以舒适自然为宜。

(2)两臂上提时,要"寒肩缩项"。"寒肩缩项"是指当人处于寒冷环境时的一种应激反应,表现为两肩胛和背后颈项部用力收缩,起到刺激大椎穴、提升阳气的作用。

(3)注意动作的松紧变化。掌上举时,颈、肩、腰部紧缩;下落时,两腿微屈,颈、肩、腰部松沉。

5. 错误动作与纠正方法

(1)手型变化不清晰。纠正方法:手型变化在手掌和鸟翅之间进行。两掌腹前上下相叠，上升至头顶，再下落至腹前时，手型没有变化；手臂向身体侧后方伸展时，手掌渐变鸟翅；两臂下落至腹前叠掌时，渐变为手掌。

（2）两臂后摆时，身体未成反弓状。纠正方法：首先两臂向后，展肩扩胸；随之，提腿后摆，着力点是腰腹前顶，就能形成头向上、胸挺展、髋前送、腿后摆的反弓状。

（3）身体重心不稳定，左右摇晃。纠正方法：先将身体重心移至支撑腿，摆动腿上提至支撑腿内侧，再向后伸展，脚背绷平，支撑腿伸直；百会上领，伸颈直腰，有助于身体平衡。

6. 功理与作用

（1）鸟翅和掌的手型变换，有利于疏通手太阴肺经，提高心肺功能。

（2）两掌上举，挺胸塌腰，作用于大椎和尾闾，可牵动督脉；两掌后摆，身体反弓，拉伸任脉；交替练习可起到疏通任、督二脉经气的作用。

（3）两臂的升降运动，可改变胸腔容积，提高肺活量，按摩内脏，增强血氧交换，提升肺的吐故纳新，对慢性支气管炎、肺气肿等有康复作用。

（4）提膝独立，可提高人体平衡能力；腿后摆，身体呈反弓，可以增强脊柱的柔韧性。

鸟飞

1. 动作说明

动作一：接上式。两腿微屈；两掌合于腹前，展掌舒指，掌心斜向上，十指相对，间距约5厘米；目视前下方（图232）。右腿伸直独立，左腿屈膝提起，小腿自然下垂，脚尖朝下；同时，两臂向身体两侧平举，两掌成"鸟翅"，高与耳平，掌心朝下；目视前方（图233）。

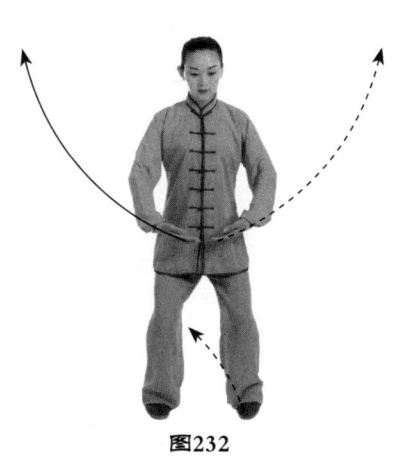

图232

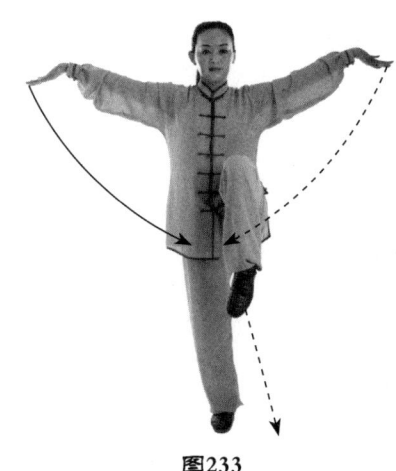

图233

动作二：右腿微屈，左脚下落于右脚旁，与右脚相距约半肩宽，脚尖着地，屈膝下蹲，成左丁步；同时，两掌体侧下落合于腹前，展掌舒指，掌心斜向上，十指相对，间距约5厘米；目视前下方（图234）。

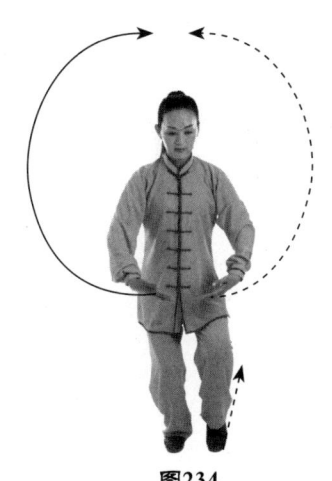

图234

动作三：右腿伸直独立，左腿屈膝提起，小腿自然下垂，脚尖朝下；同时，两掌经体侧举至头顶上方，掌背相对，间距约5厘米，指尖斜朝上；目视前方（图235）。

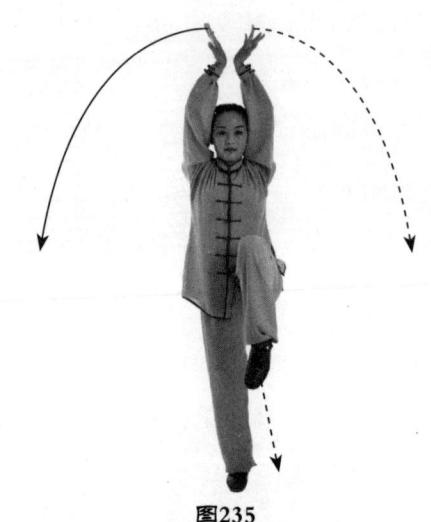

图235

动作四：左脚下落于右脚旁，与肩同宽，屈膝下蹲；同时，两掌体侧下落合于腹前，展掌舒指，掌心斜向上，十指相对，间距约5厘米；目视前下方（图236、图237）。

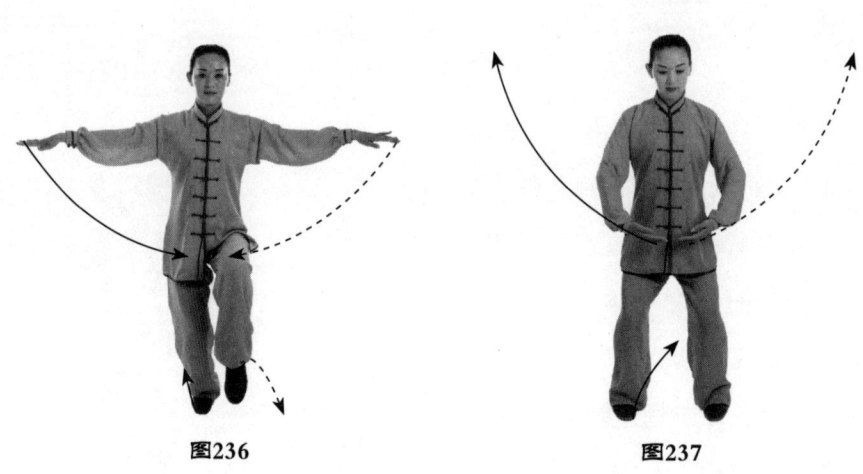

图236　　　　　图237

动作五至八：同动作一至四，唯左右相反（图238~图241）。

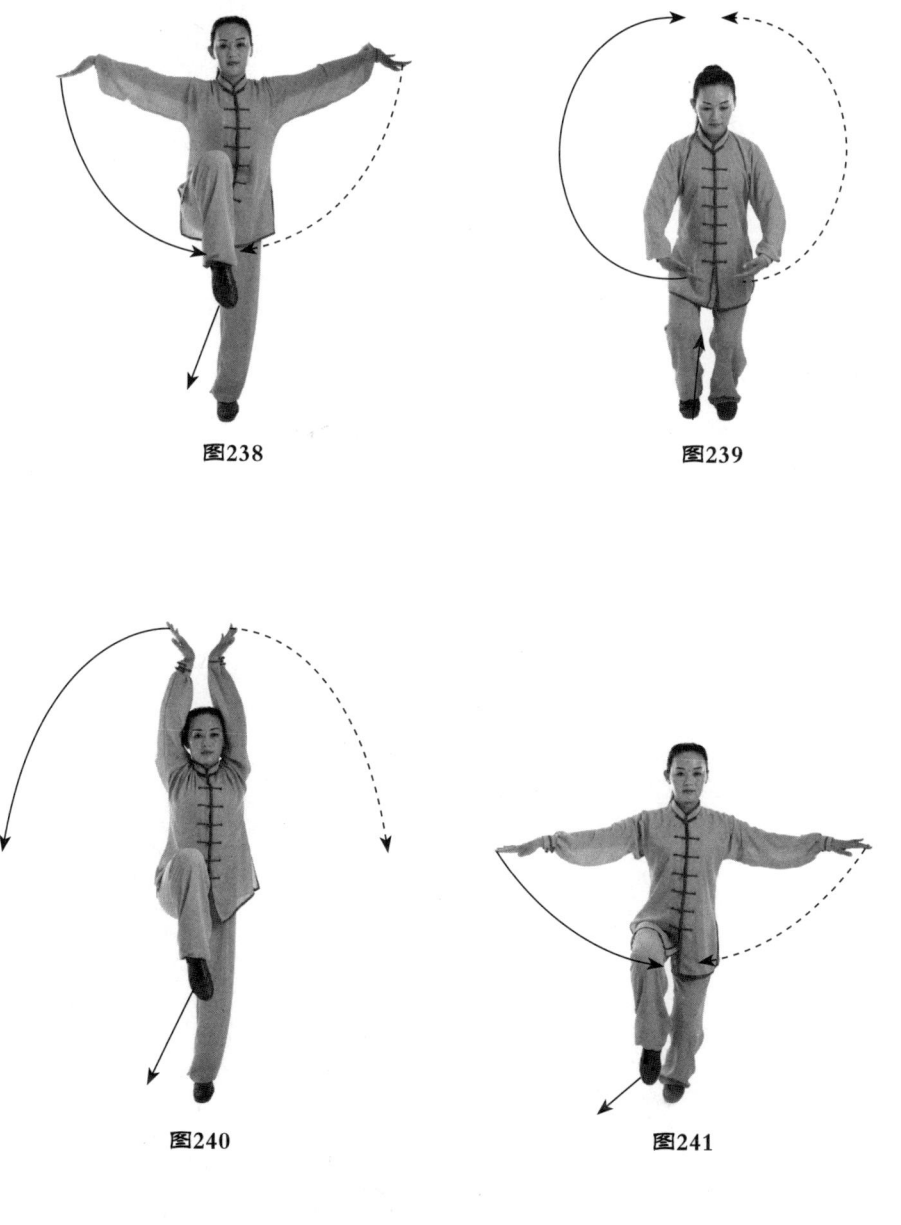

图238　　　　　　　　图239

图240　　　　　　　　图241

重复一至八动1遍。然后右脚下落，左右开步站立，双脚间距与肩同宽；两臂自然垂于体侧，目视前方（图242）。

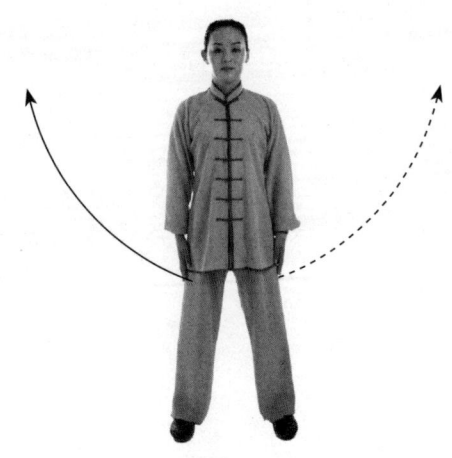

图242

最后，两掌向身体侧前方举起，掌心朝上，与胸同高，再两臂屈肘，两掌内合，转掌心向内对膻中穴，随即两掌内旋，缓慢下按至腹前，左右分开，两臂垂于体侧；目视前方（图243～图246）。

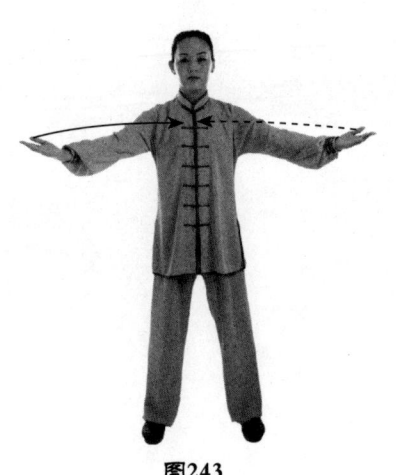 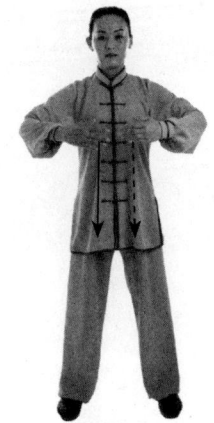

图243　　　　　　　　图244

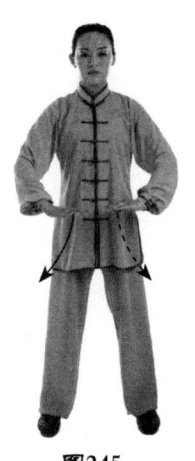
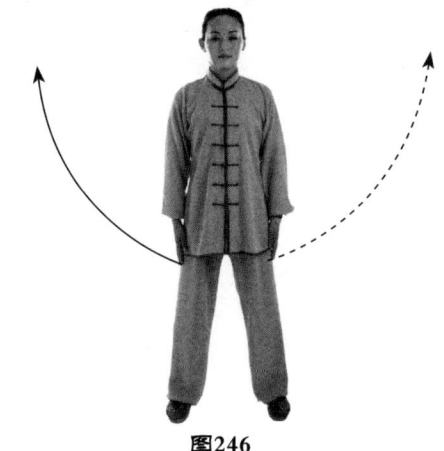

图245　　　　　　　图246

2. 呼吸方法

鸟飞配合两次呼吸。两臂平举时吸气，下落时呼气；两臂上举时吸气，下落时呼气。

3. 意念活动

（1）初学时，意想动作规格。

（2）动作熟练后，意想自己是湖中仙鹤，两臂上提，翩翩起舞，展翅翱翔于天空；两臂下落，悠然自得，轻盈飘洒，气沉丹田。

（3）最后两掌侧前方举起时意在劳宫，内合时意在膻中，下按时意在丹田。

4. 技术要点

（1）两臂侧举，动作舒展，幅度要大，展肩扩胸；两臂下落，沉肩落肘，含胸松腹，气沉丹田。

（2）两臂上举至头顶上方，手臂微屈，手背相对，但不能相触，鸟翅手型要形成向上的喇叭口状。

（3）上下肢动作配合协调，同起同落。

5. 错误动作与纠正方法

（1）手型变化不清楚。纠正方法：手型变化在掌和鸟翅之间进行。当两臂平举或上举到位时，手型变为鸟翅；手臂下落时，鸟翅变为掌；两者转换要渐变、松柔。

（2）两臂伸直摆动，动作僵硬。纠正方法：两臂上举时，力从肩发，先沉肩，再松肘，最后提腕，自然放松，形成手臂举起的蠕动过程；两臂下落时，先松肩，再沉肘，最后松腕，合掌于腹前。

（3）下蹲时，摆动腿下落，支撑腿弯曲不够。纠正方法：下蹲时，支撑腿先弯曲，带动摆动腿下落，身体重心落于支撑腿上。

6. 功理与作用

（1）两臂的开合升降，旨在强化改善肺主宣发、肃降的功能，可改变胸腔容积，起到按摩心肺、增强血氧交换作用，调节全身气机，促进气血运行能力。

（2）拇指、食指的上翘紧绷，旨在刺激手太阴肺经，加强肺经经气的流通，提高心肺功能。

（3）提膝独立，可增强腿部力量，提高平衡能力。

收势：引气归元

1. 动作说明

动作一：接上式。两掌经体侧上举，掌心朝上，举至头顶上方，掌心朝下，斜对百会穴；目视前方（图247、图248）。

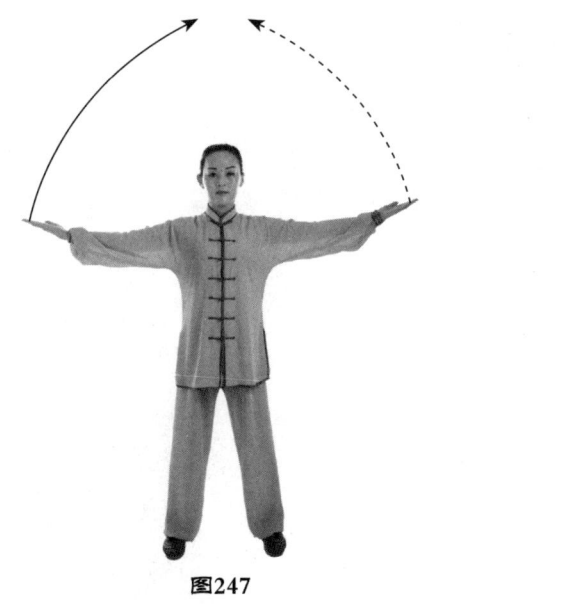
图247

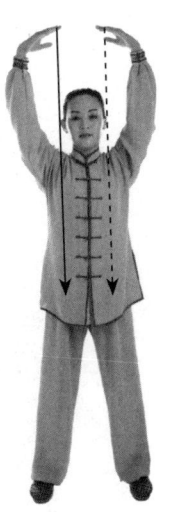
图248

动作二：两掌指尖相对，沿体前缓慢下按，至腹前分开，两臂垂于体侧；目视前方（图249、图250）。

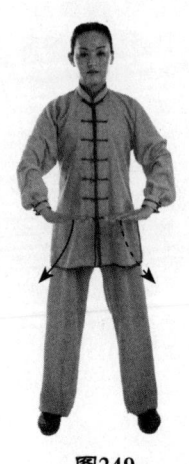
图249

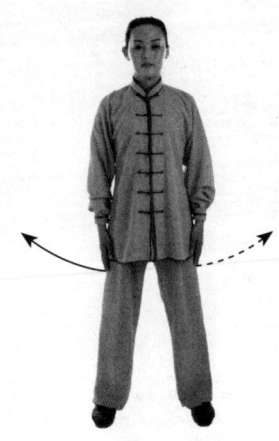
图250

重复一、二动2遍。

动作三：两掌向后划平弧，高与脐平，掌心朝后，随后两臂外旋，转掌心朝前；目视前方（图251、图252）。

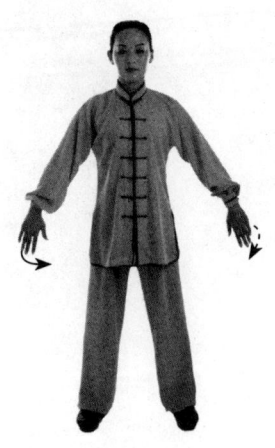
图251

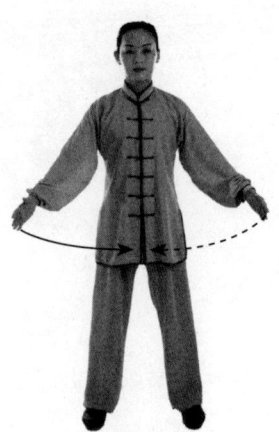
图252

动作四：两掌继续向前划平弧，在腹前合拢，虎口交叉，男性左手在里，女性右手在里，叠于脐前；闭目静养（图253）。

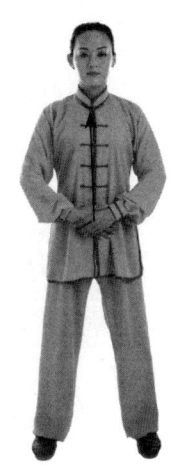

图253

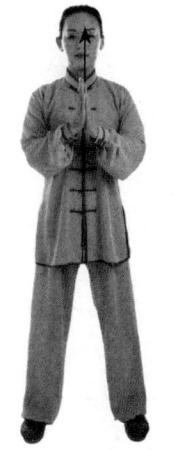

图254

动作五：两眼慢慢睁开，两手合掌在胸前搓擦至热（图254）。

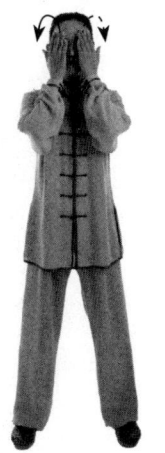

图255

动作六：掌贴面部，上下环绕擦摩，浴面3～5遍（图255）。

第二章 健身气功·五禽戏功法功理

动作七：两掌向后沿头顶、耳后、胸前下落，两臂垂于体侧；目视前方（图256~图259）。

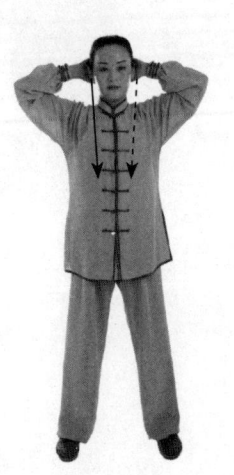
图256

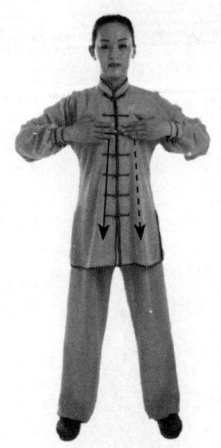
图257

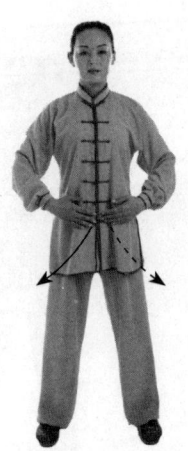
图258

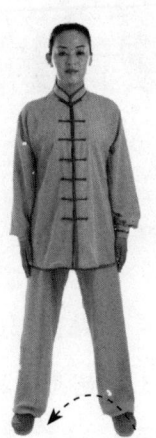
图259

动作八：左脚提起向右脚并拢，前脚掌先着地，随之全脚踏实，恢复成预备势；目视前方（图260）。

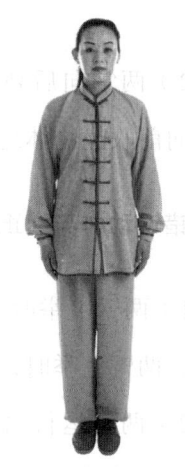

图260

2. 呼吸方法

两臂经体侧上举时吸气，沿体前下落时呼气；两臂在体后划平弧时吸气，两臂腹前合拢叠掌时呼气。眼微闭静养和搓掌、浴面时采用自然呼吸。

3. 意念活动

（1）两掌上举，意在劳宫；两掌下按，意达涌泉；最后一遍，意归丹田。

（2）两掌向后，意在劳宫；两掌合抱，意在丹田。

（3）闭目静养时意在丹田，具体意守的时间，可根据练功实际灵活掌握，平时练功以数分钟为宜。

4. 技术要点

（1）两掌由上向下按时，身体各部位要随之放松，直达脚底涌泉穴。

（2）两掌向后划平弧至体侧时，转掌心向前，衔接要自然、圆活，有向前收拢物体之势，意将气息合抱归入丹田。

5. 错误动作与纠正方法

（1）两臂上举时，肩胛上抬，胸廓上提。纠正方法：身体重心相对固定，两臂上举时，肘部稍弯曲，注意肩部下沉放松。

（2）两掌运行路线不清。纠正方法：两掌在体侧上举和腹前划平弧时，意念放在掌心劳宫穴。向上时，掌心朝上；向下时，掌心朝下；向后时，掌心朝后；向前时，掌心朝前；合拢时，掌心对肚脐。

（3）搓手速度太快或太慢。纠正方法：搓手时，全身要放松，速度和力量要适中，不要太快或太慢，一般控制在100次/分钟左右，要稍用力使掌心有微热感为宜。

6. 功理与作用

（1）引气归元就是使气息逐渐平和，旨在将练功时所得之气，导引归入丹田，起到和气血、通经脉、强脏腑的功效。

（2）通过静养丹田，由练气转为养气，使元气归根，培补人体元气。

（3）通过搓手、浴面等，逐渐恢复到练功前的状态。

第三章 健身气功·五禽戏学练指导

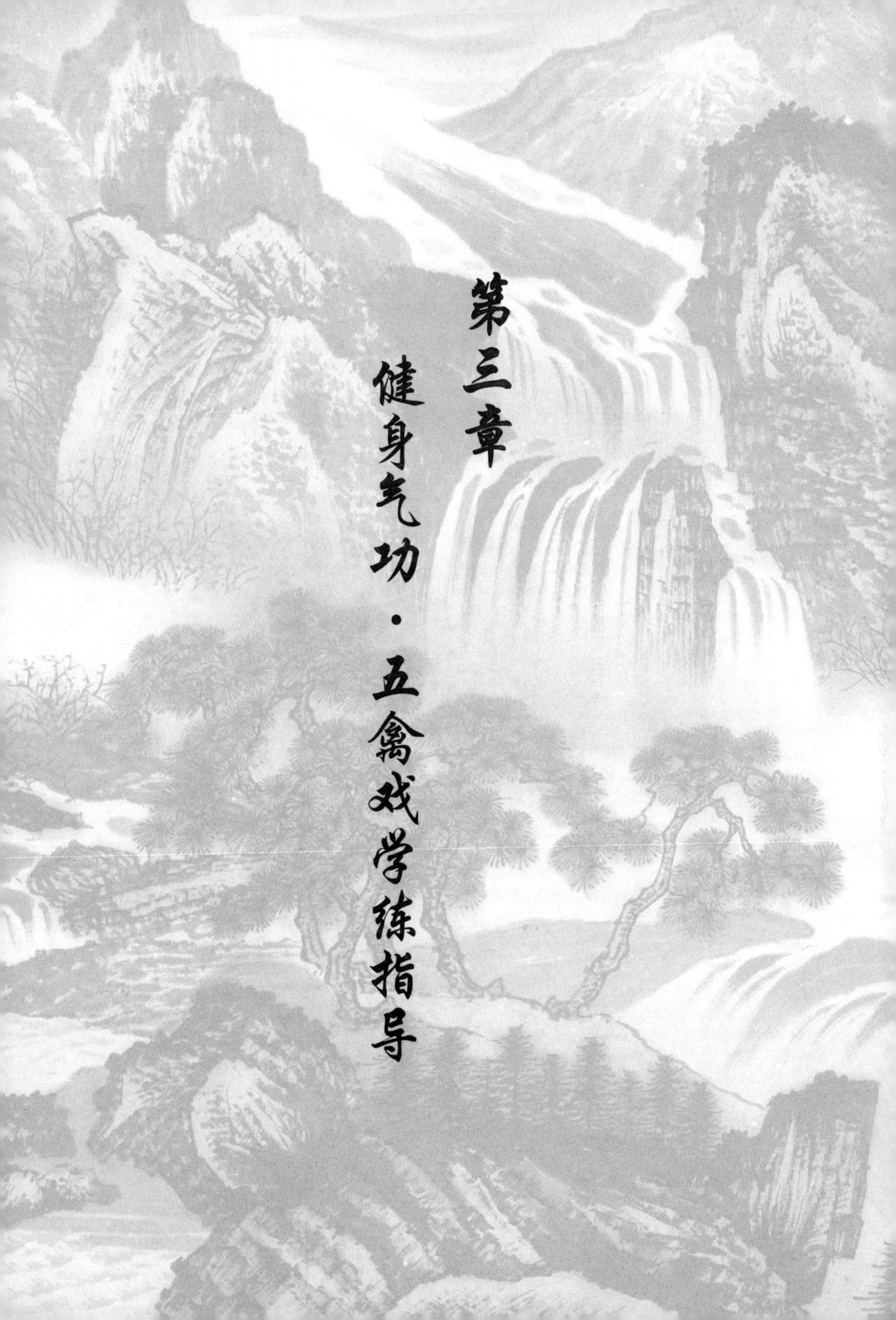

第一节 学练方法

要想真正掌握五禽戏，既要会学，还要会练，学练得法，方能管窥其中健身养生之奥妙。学练五禽戏必须遵循一定的原则和方法，方可起到事半功倍的效果。

一、学练五禽，贵在得法

学练五禽戏首先要选择学习内容、制定学习目标，然后对学练内容进行及时的评价和反馈，以便自我调整和控制，取得较好的学习效果。

"得法"是指习练者在特定的学习环境中，在教师指导下，按照一定的计划，进行学习或自学自练的方法。第一，阅读法。习练者阅读有关健身气功、五禽戏等方面的书籍，获得更多的基础理论知识，扩大知识面，提高文化素养。在此期间，习练者可以把自读、自思与其他习练者的交流相结合。第二，模仿练习法。习练者对教师所做的示范，在大脑中留下的印象要尽快地在合适的环境下模仿练习，形成动作定型。尽管此时的动作定型还不是太标准，但自学模仿的过程会使自己的动作标准化过程加快。第三，自我反馈练习法。五禽戏功法是比较注重自我感悟的，习练这套功法到底能给身心带来怎样的变化，自己要经常反馈。在反馈中，才能够对五禽戏功法做出正确的评价，起到事半功倍的效果。第四，比较法。习练者在一起学练，相互比较，弄清楚动作的正确与错误，达成共识，不仅能提高技术水平，而且能明确自己今后的努力方向。第五，观察法。习练者要经常观察别人的五禽戏动作，取长补短，或者通过观看录像，或者对着镜子观看自己的动作等来获得技能上的进步。第六，讨论法。由于习练者对教材、教师等所授知识的认知不同，可能会造成对功法动作和功理的不同理解。这时习练者可以在一起共同讨论，以交流心得，互相启发，共同进步。

二、调身为先，规范动作

调身是初学者入门的阶梯，是对练功时基本身型和肢体运动的调控，也是调心和调息的基础。此阶段主要学习五禽戏的基本动作及功法，通过教师的正确示范和讲解，使习练者建立正确的运动表象，而后再通过学练进一步掌握动作基本姿势及方向路线，建立动作的基本概念，做到姿势正确、方法清楚、动作舒展、轻缓柔和。

在调身阶段，习练者对动作缺乏控制能力，练习时动作容易不协调、紧张僵硬，比如在做"起势调息"时，容易出现动作路线"棱角分明"、耸肩抬肘等错误动作。因此，在学练中要经常运用比较法、自我反馈法等，及时纠正错误动作，以求动作细节、方向路线变化的正确性。当然，对于学练方法，因人而异，循序渐进，要根据习练者的体质状况来安排合适的运动量。练习时注意把握好动作的速度、步姿的高低、幅度的大小、锻炼的时间，由浅入深，建立良好的动作定型和规范标准。

教师应发挥好主导作用，教是为学练服务的，所以应不断强化，严格要求，通过反复的练习，使习练者对所掌握的动作进一步巩固。对复杂动作，可采取分解练习，为习练者以后的学练奠定基础。如"猿摘"，先进行上、下肢分解的模仿练习，再逐渐过渡到完整动作的自我反馈练习，不断提高动作质量。对"熊运"等强调内动的动作，可重点运用比较法来加深对动作的理解。如两掌在腹前划立圆，因为动作紧张，与腰腹配合不好，往往贴在腹前运转粘滞；但只要腰背、两肩放松，与腰腹运转同向，两掌运转就能圆活自如。将两者练习进行比较，抓住松活自然这个要点，就能很快掌握动作。

五禽戏调身的正确性，还要把握以下两个原则：第一，五禽戏是仿生导引功法，动作要与名称相符。如虎扑，包含了前扑和下扑两个过程，因此必须有向前伸展和向下按扑。第二，五禽戏具有健身功效，招式需要符合健身原理。如鹿抵，要求腰脊能够加大旋转和侧屈，起到强腰补肾的作用，因此步型的固定、两臂的摆动、两眼的视线都要与之相符。

在弄清动作方向路线的基础上，要强调动作的细节，要求动作准确与工整，力求技术动作的规范性。另外，还要养成多看、多问、多思、多想的好习惯，注意从日常生活中、从书籍文章中、从电视录像中、从交流感悟中汲取营养，提升境界。对五禽戏而言，不仅要留心单个的、静止的动作，还要注意动作的方向、路线以及动作与动作之间的动态衔接。比如鹿抵，不仅要注意观察身体朝向的变化，还要注意上下肢的运行路线特点和左右式动作之间的过渡、连接，以确保完整动作的准确规范。

三、调息为重，动息结合

在掌握动作的基础上，习练者在练习时要加强动作和呼吸的配合，有意识地注意呼吸调整，掌握起吸落呼、开吸合呼、先吸后呼、蓄吸发呼的规律，不断去体会、掌握、运用与自己身体状况或与动作变化相适应的呼吸方法，进一步疏通调畅体内气血和调顺呼吸之气，以气养神，通畅气血。

调息的前提是心静体松。松指精神、形体两方面的放松，静指思想和情绪上的安静。静是松的基础，松有助于入静，松静体现在意念、呼吸、姿势、动作等各个方面。练习五禽戏要做到关节肌肉尽可能地舒展放松，只有肌肉筋骨全部松开，气息才能自然顺畅，"气遍周身不停滞"；松是舒展，而不是软沓和内缩，形体舒松气自顺通，才能达到体松、意静、气运自然的要求。静不是思想静止，而是神不外驰、精神内守，以一念代万念，排除外来的一切干扰。能静才能心安，心安才能达到充分发挥机体自然调整平衡的功能。所以只有在精神放松、意识平静、呼吸自然的情况下，才能做到意随形走、意气相随，起到健身、养生的作用。

习练者在五禽戏的练习过程中，最常用的呼吸方法有自然呼吸和腹式呼吸，腹式呼吸又分为顺腹式与逆腹式两种。无论哪一种方法，都要求呼吸自然、柔和、流畅，不刻意闭气和憋气。对于动作与呼吸的结合，需要习练者反复地自我反馈调整，才能体会到它的妙处。随着对动作的熟练掌握，呼吸会自然地和动作相配合，呼吸和动作放松自然、协调配合，才有利于促进全身气血的运行。

在学练呼吸初期，可以配合站桩，也可以配合简单的动作，与呼吸的开合、升降有机地结合在一起，由易到难，逐渐过渡到功法动作与调息的结合，以求心静体松、呼吸自然。

四、调心为主，形气意合

调心为主、形气意合是习练者学练的目标。调心在"三调"中处于核心地位，在练习中不仅要体会五禽意境，还要意不离形，形不离意，意气相合，形气结合，水乳交融，浑然一体，达到意由形生、形因意止的境界。

为达到调心为主、形气意合的学练目标，习练者要注意松静与动作的配合，这需要自我的体悟与反馈。松和静是紧密相联的，体松则心静，心静则体松，相辅相成。静可以休息、调节大脑，有健脑作用。调心入静后，全身各方面的活动也变慢，减少消耗，降低各个器官的负担，对全身也是一种休息、调整。"心要清，息要静，身要松"，习练者在掌握"松静"的要求以后，还要注意"三调"的关系："形不正则气不顺，气不顺则意不宁，意不宁则神散乱。"

习练者练功时，要求头身正直，体态自然，身体各部位放松、舒适，呼吸要调匀，逐步进入练功状态，即习练者进入五禽的意境中，这时习练者的呼吸更舒畅，与外界气息的交换也就更有质量、更有序化，从而外动内静、心平气和、松紧得当，调整全身的气血分布，达到柔筋健骨、调畅气血、疏通经络的目的。

有的习练者练五禽戏形神俱似，如入忘我之境，举手投足之间意味深长、意韵悠远，但也有人练得干巴僵硬，味同嚼蜡，为什么会出现这么大的差别呢？关键就在于对"韵外之致"和"言外之意"认识得不足，学练方法不当。五禽戏的动作练习，不仅着眼于一招一势的技术和功力，同时也着眼于整套动作的劲力、协调、精神、节奏、内容、风格、结构、布局所表现出来的功力和技巧，它内和五行，外和三才，仿生自然，和谐统一，表现出中国人温柔敦厚的心理特征和"视自然万物为一体"的价值观念。

五禽戏易学难精，动作简单、内涵丰富，需要在不断的理论学习中认真体悟动作，动作表现要有"内在美"，以意境求胜。这种"内在美"是通过精神、气韵、劲力展示出来的，是一个自始至终贯穿着主观能动性的过程，是通过多思、多想提升境界的过程。

第二节 习练要领

习练五禽戏一定要抓住动作、呼吸、意念等方面的要点和关键，认真体会如何通过"调身、调息、调心"达到"三调合一"的身心境界，从而获得理想的健身功效。

一、形神兼备，动静相宜

"形"是肢体的外在表现，是由神来支配的。"神"是指人的思想意识活动，是内在脏腑精气的外在表现。只有形神统一，内外才能合一。形由躯干、四肢、筋骨皮等的外在形体构成，神是包括精神、意识及精气等的内在的生命主宰。内与外、神与形是相互联系的统一整体。从外形表现来看，五禽戏是由身体形态变化所实施的肌肉活动，但实际上，它是在中枢神经系统的指挥下，由身体各组织、器官和系统相互配合共同完成的，因此锻炼时必须内外合一、形神兼备。

形神兼备指的是在练习五禽戏的过程中，起落开合的技术动作与升降出入的气机协调一致，习练者的劲力、精神、意识、气韵与动作、呼吸浑然融合产生的气感、活力和神韵表现恰当得体。五禽戏模仿"五禽"的动作和姿势，舒展肢体，活络筋骨，在功法的起势和收势以及每一戏结束后，配以短暂的静功站桩，诱导习练者进入相对平稳的状态和"五禽"的意境，以此来调整气息、宁心安神，起到"外静内动"的功效。而肢体运动时，形显示于外，但意识、神韵贯注于动作中，排除杂念，思想达到相对的"入静"状态，起到"外动内静"的功效；进行静功站桩时，虽然形体处于安静状态，但是必须体会到体内的气息运行以及"五禽"意境的转换。这些体现的是动与静的相兼与相宜，起到练养兼备的互补作用，可进一步提高练功效果。

五禽戏功法在技术上要求把内在的精气神与外部的形体动作紧密结合起来，做到"心动形随""形断意连""势断气连"。整个机体，从大脑到内脏，从五官七窍到经络、气血、精、津液以及肢体的活动，无不依赖神的作用而维持其正常的生命活动。所以《内经》上说："得神者昌，失神者亡。"可见，"神"在人体生命活动中的重要性。

二、动息相随，心息相依

动息相随、心息相依，概括了习练五禽戏"三调"的具体要求。五禽戏是以模仿动物姿势，以动为主的功法，根据动作的升降开合，以形引气，以气运身，使动作和呼吸相互配合，即动息相随。五禽戏不是单纯的呼吸运动，在练习时要把意念活动和呼吸运动紧密结合起来。如虎扑时，意想猛虎发现猎物，伸展肢体，向上跃起时，配合吸气；意想前肢下按，擒住猎物时，配合呼气。注意通过意念活动来调整气息的出入，即心息相依。

习练者有意识地注意呼吸调整，不断去体会、掌握、运用与自己身体状况或与动作变化相适应的呼吸方法。对于初学者，应先学会动作，明确其含义，使姿势达到舒适准确。待身体放松、情绪安宁后，逐渐注意调整呼吸。古人说："使气则竭，屏气则伤。"应引以为戒。练习五禽戏时，呼吸和动作的配合有以下规律：起吸落呼，开吸合呼，先吸后呼，蓄吸发呼。同时，呼吸的"量"和"劲"都不能太过、太大，以不疾不徐为宜，逐步达到缓慢、细匀、深长的程度，以利于身体健康。

三、形随意走，意守定物

形，即练功时的姿势。古人说："形不正则气不顺，气不顺则意不宁，意不宁则神散乱。"说明姿势在练功中的重要性。开始练习五禽戏时，要做到头身正直，含胸垂肩，体态自然，使身体各部位放松、舒适，不仅肌肉要放松，而且精神上也要放松，呼吸要调匀，逐步进入练功状态。练习每戏时，要根据动作的名称含义，做出与之相适应的动作造型，合乎规范，努力做到"演虎像虎""学熊似熊"。特别是对动作的起落、高低、轻重、缓急、虚实要分辨清楚，不僵不滞，柔和灵活，达到"引挽腰体，动诸关节，以求难老"的功效。

意，即意念、意境。《黄帝内经·灵枢·邪客》中指出："心为五脏六腑之大主，心动五脏六腑皆摇。"这里的"心"指的是大脑，说明人的思维活动和情绪变化能影响五脏六腑的功能。因此，在练习过程中，要尽可能排除不利于身体健康的情绪和思想，创造一个美好的内环境。开始练习五禽戏功法时，可以通过意守腹部丹田处，使思想集中，排除杂念，做到心静神凝。习练每戏时，逐步进入"五禽"的意境，模仿不同的动物，就会意守不同的"物"，直至在"意"中定住该"物"。练虎戏时，要意想自己是深山中的猛虎，伸展肢体，抓捕猎物；练鹿戏时，要意想自己是原野上的梅花鹿，众鹿戏抵，伸足奔跑；练熊戏时，要意想自己是山林中的黑熊，转腰运腹，自由慢行；练猿戏时，要意想自己是置于花果山中的灵猴，活泼灵巧，摘桃献果；练鸟戏时，要意想自己是湖边仙鹤，伸筋拔骨，展翅飞翔。形随意走，气随意行，达到意、气、形合一，以此来疏通经络，调畅气血。

四、形神意气，功到自成

神，即神态、神韵，养生之道在于"形神合一"。习练五禽戏应当做到"唯神是守"。只有"神"守于"中",而后才能"形"全于"外"。所谓"戏",有玩耍、游戏之意,这也是五禽戏与其他功法的不同之处。只有掌握"五禽"的神态,进入玩耍、游戏的意境,神韵方能显现出来,呼吸方能顺达自然,动作形象方能逼真,达到具体"形"的要求。虎戏要仿效虎的威猛气势,虎视眈眈;鹿戏要仿效鹿的轻捷舒展,自由奔放;熊戏要仿效熊的憨厚刚直,步履沉稳;猿戏要仿效猿的灵活敏捷,轻松活泼;鸟戏要仿效鹤的昂首挺立,轻盈潇洒。

形、神、意、气四个方面是统一的整体,在全面掌握功法动作的基础上,要着重强调动作的连贯完整及动作转换的细节,动作前后衔接紧密,全身各部位的运动保持一致,配合密切,上下相随。

体会形体动作与意、气的配合,注重意念、呼吸与动作的运用,掌握动静相间、松紧变化的调节时机,通过体察周身的自然松柔沉着,逐渐体会"气"的运行规律,使体内真气充沛,宣畅通达。随着功法的纯熟,内气、内劲的不断锤炼,充分理解动作的内涵和意境,使周身内外和谐,达到"形神兼备、内外合一"。

第三节　练功阶段

五禽戏在练功过程中要注意锻炼的层次性和阶段性要求,同时功法技术的掌握是需要经历一个由不会到会、由生到熟、由熟到巧的连续变化的过程。根据人的生命认知规律和功法技能形成规律,习练五禽戏的过程大致可分为四个相互联系的阶段。

一、学招练势，动作形似

古谱云："先求形似，后求神似。"此阶段属于打基础、学动作阶段。在这个阶段中，动作往往也很难做到规范，肢体僵硬紧张，不协调，缺乏控制能力，极易出现多余动作，且做起来比较费力。从运动技能形成的规律来看，此时动作的刺激虽然已经通过感受器（特别是本体感觉）传递到大脑皮层，但因为皮质内抑制尚未确立，大脑皮质中的兴奋与抑制都呈扩散状态，使条件反射暂时联系不稳定。

在这个阶段，习练者要从机械般摹仿开始，按照五禽戏动作对各部位的要求，将每一戏的姿势、方向、路线、虚实搞清楚，动作尽量协调、上下相应。五禽戏作为一种仿生导引养生功法，每一招式均有其独特的健身功效，这也是动作标准的依据。因此要认认真真地学好每一招式，然后再把这些招式贯串起来，五禽戏功法动作也就基本掌握了，健身功效就能够得以初步实现。

习练者应该抓住功法动作的主要环节和纠正明显的错误动作，不应过多地强调动作细节，特别是要通过多观察正确的动作示范，尽快建立正确的动作表象。初学五禽戏动作速度可以慢一些，因为只有练得慢，才能有时间静下心来，按照每个姿势的要求和要领反复纠正动作，使之尽可能地合乎练功的要求。这种练功方式看似浪费时间、练得吃力、有束缚感、进度也不快，实则能为之后练功打下一个良好的基础，起到事半功倍的作用。

当基本掌握五禽戏功法动作后，就需要在以下方面进一步提高：

第一，肢体放松，动作柔和。关节要松开，肌肉要松柔，但要松而不懈；动作柔和，要刚柔相济、柔而不软。

第二，动势圆活，连绵不断。动作要顺势，避免僵直，不要直来直往，转角要圆润；连绵不断，松圆灵活，快而不停，慢而不断。

第三，虚实分明，上下相随。五禽戏动作的路线变化较多，在练习的时候要注意保持身体的平衡和重心的过渡，掌握动作的虚实变化规律；同时手、眼、身、步要整体协调，手足呼应、手与足合、肘与膝合、肩与胯合。

二、锤炼体悟，意气劲达

经过反复练习，习练者对功法动作的内在规律有了初步的理解，一些不协调或多余的动作逐渐消除，并能比较顺利和连贯地完成整套功法的演练，紧接着就是一个严格按照要领反复体悟内求的提升过程。这一阶段，大脑皮层运动中枢兴奋和抑制过程逐渐集中，特别是分化抑制得到发展，大脑皮层的活动由泛化阶段进入分化阶段。但是，由于是初步建立的动力定型，一旦遇到新异刺激时，多余动作和错误动作可能还会重新出现，因此要特别注意对错误动作的纠正，多体会功法动作的细节，以促进分化抑制进一步发展，使功法动作日趋准确。

这个阶段练功，实际上是把功法由"薄"练成"厚"，除了动作质量的提高外，还需要添加很多内在元素。这里有两个具体要求：一是形体动作仍要继续按照功法要领细心体会，要能够流畅协调地演练整套功法，使身体各部位的肌肉、关节、韧带的力量、弹性、柔韧性得到优化提升；二是在保持形体动作符合功法要求和规范的基础上，逐渐把形体招式、呼吸意念、劲力神韵的运用结合在一起练习。

五禽戏练的是形、神、意、气，探求的是养生之道，是通过形、神、意、气的和谐统一，达到华佗所说的"以求难老"的健康长寿的境界。要练出五禽戏功法的味道，得到最佳的锻炼效果，练功就要往"内"求，也就是在意、气、神、劲上下功夫。要做到这一点并不容易，稍不留心就会违背要求，当能做到"上下、左右、前后皆然，凡此皆是意，不在外面"，杂念自然消除，内外自然合一，呈现的结果就是一动无有不动，一静无有不静，周身一体，完整一气。

五禽戏功法需要强调动作"劲力"的运用，这也是它和其他功法的不同之处。五禽戏的劲力是在意识支配下由于气息吐纳和肌肉收缩而产生的动作力量，蕴于动作之中而不外显，在外看起来动作柔和圆滑，在内却是柔而不软、畅而不滑、绵绵不绝、节节贯串。比如虎扑，两手上提气往上引，劲发自两足、转载于腰、形于手臂，在外看只是一个简单的两手上提动作，但在内整个身体都充满了"暗劲"，就像一张拉紧了的弓，蓄势而待发。及至伸臂躬腰，手型由握空拳变为虎爪，劲力向前、向下划弧，手中如有重物，千斤相系。外在表现切忌用僵劲，要做到不僵不滞、力不外显。接着屈膝、两手下按，缓缓划过，手中暗蓄劲力，如舟行水中，表面看来轻松缓慢，实则身心一统，劲集于爪。下扑时，劲与呼吸相配合，落脚与下扑同步，两手按到位的同时，随着最后一口气的呼出，手中的劲随之一顿，劲凝于爪，体现出虎的威猛气势。此阶段练功过程中，通过反复体察神、意、气、劲和形体招式的关系，就会由开始的不能相容，逐渐进入阴阳互孕层次，行功走架如长江大河连绵不断，而且立身中正、开合有致、虚实相间、气势饱满。

俗语说："拳打万遍自然精。"此阶段练功要有的放矢，刻刻留心，势势留意，反复磨炼、细心体悟，练精练细，方能渐达形、神、意、气、劲的相合为一。需要提醒的是，习练者在这个阶段不但要勤奋练功、精心体会要领，还要认真学习功法理论，努力去揣摩、领会五禽戏的奥妙之所在，才能领悟五禽戏"内"在之规律。

三、形神俱妙，自成风格

通过反复锤炼体悟，五禽戏动作的运动条件反射已经形成，建立了巩固的动力定型，大脑皮层的兴奋和抑制在时间上和空间上更加集中，从而使动作技能的练习进入巩固阶段。此时不需再为功法技术是否正确费心劳神，也就是说形、神、意、气均已基本符合五禽戏练功的要求。但这也不是一劳永逸，如果不再坚持练功，已巩固形成的功法技术定型还会消退。因此，习练者仍要按照五禽戏的要领和要求加强练功，但可将精力转移到神意的运用上，使功法每一招式的形、气服从于神意，让神意逐渐成为主动的指挥者，即所谓"先在心，后在身"，"意气君来骨肉臣"，强调后者要听命于前者，而且内里的意气与外在身体各部位既要有主从先后之别，又必须协调一致、密不可分。如熊运，开始学习时，只要掌握肢体的协调立圆运行，动作定型熟练后，就要视腹部丹田为大海，丹田之内气就像海浪，波涛滚滚，上下翻腾，由内向外，带动肢体的运行。如此一切动作都是在意念的引导下进行的，意动形随，身心合一，持续练功必能渐入形神俱妙的练功境界。

意是意韵，也是意蕴。没有意贯串于动作的始终，既体现不出五禽的特点，又体现不出五禽的神韵。以虎扑为例，意引导着每一个动作的进行，意把动作串连成故事的情节，从虎的伸懒腰、虎的奔跑，直到捕食，整个虎戏流畅连贯，易记易学。同样有了意才能更深刻地领悟劲的运用，按照意的转折施以劲的承辅，按照意的用义加之劲的托载。

意还引导着神，意蕴决定神韵。鹿抵时，转腰下视，摇头回望，意在嬉戏相抵，而生神之专注、劲之凝重。鹿奔时，意在移形换步，而生神之轻巧、劲之敏捷。熊运时，意在转腰摩腹，而生神之拙朴、劲之含蓄。猿摘时，意在寻果摘桃，而生神之灵动、劲之灵活。所以在动作规范、劲力顺达的前提下，要注意以意导气，以气运身。比如鹿抵，意想梅花鹿转腰抵角，于是发劲呼气，蹬腿转腰，抵角后伸，完成动作，可以说是意念引导呼吸，呼吸配合动作。

此阶段内在的神韵，绝不仅是依靠脸部的神情和外在的肢体动作所能表达的，而是通过内在的气质、精神、功德、人格等多种因素综合凝炼而成，是由内到外自然流淌表现出来的，其难度颇大，需要不断领悟，并把领悟的意思贯彻到五禽戏功法中去，此为五禽戏练功的难点。对五禽神韵领悟得越深，其功法特征就越明显，练功效果自然就越佳。由于每个习练者的身体条件、个人悟性等存在差异，对五禽神韵的深刻理解有所不同，随着练功时间的积累，很多习练者会逐渐形成自己的风格特点。当然，无论形成什么样的个人风格，保持五禽戏本身的要求和特色仍是重要前提，还是要依规矩、守规矩地练。

四、融会贯通，从心所欲

练功至此阶段，随着运动技能的巩固和发展，暂时联系达到了非常巩固的程度以后，功法技术即可出现自动化现象。所谓自动化，就是练习功法时，可以在无意识的条件下完成，其特征是对整个功法技术或者是对功法技术的某些环节，暂时可以变为无意识。在这个阶段练习五禽戏，可以变得如呼吸、走路一样自然，心念一动或者音乐、口令一响，自然而然地就可以进入演练状态。不单是动作已经自动化，意念控制能力也得以提升，即使外界比较嘈杂，也能够"结庐在人境，而无车马喧，问君何能尔，心远地自偏"，能够迅速地收敛心神，神不外驰，放松自然，举手投足，进退有度，气息出入，深长匀细，动息相随，心息相合。

习练者达到自动化阶段，凭借"三调"的无意识将自身的生理与心理因素有机地结合起来。即使只是练习五禽戏的一个动作，都能使五禽戏功法的形象与意蕴得到强化，使个体的生命境界得到提高。虽然此阶段的功法技术定型已经非常巩固，但由于完成自动化动作时，第一信号系统的活动经常不能传递到第二信号系统中去，因此，如果功法技术发生少许变动，很可能一时察觉不到，等到一旦察觉，可能变质的动作已因多次重复而巩固下来。由此可见，功法技术即使已经达到自动化阶级，练功时仍应不断检查功法的质量，以达到精益求精。

日常生活中的一举一动、一言一行，都要把精神活动和生命活动结合起来，把涵养道德与练功结合起来，强调练功的生活化，强调要形成一种健康的生活方式。可以说，这个要求从练功之初就需要贯彻，但当练功至此阶段时尤显重要。练功之初，主要是加强意念驾驭气和形体的能力，尽量把动作做正确、呼吸配合好即可；随着练功层次的提升，形神意气逐渐相合，待练到以神意为主的阶段时，提高练功层次就需加强神意的定力练习。光靠功法中短暂的神意锻炼已远远不够，此阶段需要将神意扩大至生活中加以锻炼。特别是当生活中受到刺激引起情绪波动的时候，更需要加强自己对精神的控制能力。倘若这时候能够把精神控制住，使它不紊乱、不波动，仍处于安静状态，说明精神意识的控制能力提高了。明代王阳明说："人须在事上磨炼，方立得住，方能静亦定，动亦静。"又说："汝若以厌外物之心去求之静，是反养成一个骄懒之气也。"由此可见，在生活中锻炼神意，不仅是练功的融化，而且是更高层次的练功阶段，也利于健康生活方式的形成。

第四节 练功须知

习练五禽戏只要加以用心，每个人都可以学会，但要真正练好，还需要知晓并践行一些基本规律。弄清并遵循练功过程中的基本规律，有助于科学练功，提升练功的效率和质量。为了保证练习五禽戏的健身功效，习练者应该遵循它的练功须知，其主要内容包含功前、功中、功后，可概括为：德在功先，备在功前；勤思善学，学在功中；自觉体悟，悟在功后；树立信心，贵在坚持。

一、德在功先，备在功前

俗话说："德为功之母。"练功不仅是为了强身健体、延年益寿，更有陶冶情操、修身养性等人生境界的追求。习练五禽戏，可以从中领悟中国传统文化的内涵，因此要把道德的涵养、心性的培育放在练功的首位，这也是维持人的生命稳态的必要条件，是社会实践中的练功调心。德有多高，功就有多深。既要陶冶自己的性情，遵从社会的约束，处理好人际关系，为自身的生命运动创造一个良好的社会环境；又要时刻注意保持性情、心性和气机的平和中正，不失于中道，具有自身淳和之气和超脱世俗纷争的意境，才能保证精神贯注、思想集中，意念活动始终处于良性状态，不失偏颇。对每一名练功者来说，涵养道德是练功的基础，是练好五禽戏的保证，是练功生活化的主要内容；也是判断练功是臻于上乘，还是滞于下乘的关键。生活中必须大公无私、胸襟坦荡、豁达大度，才能经常保持精神愉快、情绪安泰，有效地避免七情六欲的干扰，达到提升健康、修德悟道的效果。

正确的练功目的是取得良好功效的保证。习练五禽戏应以祛病强身、益寿延年、修身养性为目的，那种为了猎奇、敛财，存有封建迷信思想而练功的动机绝不可取，更切忌追求玄乎其玄、神乎其神的练功效果。

五禽戏对练功环境也有一定要求，最好选择空气新鲜、无剧烈噪音、不直接吹风、光照不太强的地方，如遇雷电、大雨、大风、大雾等恶劣天气，要及时停止练功；五禽戏功法练习时有移动，如熊晃要向前迈步，猿摘要向后退步，因此需要寻找相对平坦的场地进行习练；还需准备舒适宽松的练功服装和运动鞋或平底布鞋；练功前应排空大小二便，既不饱腹也不空腹；练功前15分钟，应停止紧张的脑力活动和体力活动，使之有一个稳定的情绪，以利于机体放松和大脑入静；在习练整套五禽戏功法前，还应进行适度的功前热身运动，抻拉肌肉，活动关节，也可以选做几节简单的功法动作，调和气息，以帮助集中注意力和活跃气血，诱导进入练功状态。

五禽戏经过严格的科学测试，它的运动负荷在有氧运动的靶心率范围内，安全有效，而且经过十几年的国内外推广，数以百万的群众习练实践，证明只要坚持锻炼，就会对身体产生很好的健身效果。尽管如此，习练者在进行功法练习前，还是要对自身的身体状况有个大致了解，逐步建立自我监督、自我评价、自我计划、自我控制等把握能力。特别是对于过去很少或较少参加体育锻炼的人群，在练功前需要进行身体检查，及时发现潜在的疾病和危险因素，以确保练功安全。同时习练者还应做到以下几点：一是合理运动负荷安排。设计锻炼计划时，运动负荷安排要合理，锻炼时间要适当，练功与休息要交替进行，合理间隔，以最大限度地增加锻炼效果。二是要循序渐进。不同年龄、不同体质、不同健康状况、不同身体条件的习练者，要根据个人的实际情况逐步增加运动量、运动强度和难度。三是要做到持之以恒。练功要有坚持不懈的品质与常年有恒的意志，信念坚定，善思勤学，勇于探索，才能全面提高锻炼效果。

二、勤思善学，学在功中

五禽戏功法理论是以人体生命整体观及天人合一整体观为基础而形成的，功法原理涉及阴阳学说、五行学说及脏腑、经络、气血、情志等内容，并要结合中华传统文化和现代科学知识来指导练功，这些都是需要习练者在练功当中所学所思的重要内容。

五禽戏练习是对人体各部位发生广泛影响的过程，其祛病强身、延年益寿的机制是复杂而深奥的。在学练过程中，要有意识地系统学习功法知识、功法理论、健身机理等内容，深入理解和掌握功法的内在联系及其实质，懂得运用人体经络间的络属、辩证关系，提高练功效果。平时还要多思考、多揣摩，以辩证原理的思维方法理解技术动作和功法理论，了解功法本质。

虽然健身气功·五禽戏继承了传统功法的很多精髓，又根据时代的特点有所发展创新，但要想获得理想的健身效果，本质上还得靠自己严格按照功法要求和规范持续练功。功法中每一招式都有其特定的含义和作用，习练者对其掌握的程度如何，与功效关系极大。正确的功法技术，可促进人体内的气血沿着正确的轨道运行，促进健康；错误的功法技术可导致人体气血不畅或阻滞，影响健康。因此，习练者要细心领会，反复实践，力求按照功法要求，把形体活动、呼吸配合和意念运用把握准确，认真掌握好形神意气和谐统一的锻炼原则。

习练者首先要克服初练五禽戏身体产生的短暂不适感，如肌肉关节酸痛，动作僵硬、紧张，手脚配合不协调、顾此失彼等。随着练习的逐渐深入，姿势、动作会逐步工整、准确，动作的连贯性与控制能力会得到提高，对动作要领的体会会不断加深，对动作细节会更加注意，动作和呼吸配合更加协调，最后逐渐达到动作、呼吸、意念的有机结合。由于练功者体质状况及对功法的掌握与练习上存在差异，其练功效果可能不尽相同。良好的练功效果是在科学练功方法的指导下，随着时间和练习数量的积累而逐步达到的。因此，习练者不要"三天打鱼，两天晒网"，应在练功当中勤思善学，不断总结，来获得更大的功效。

在练功过程中，身心往往会发生种种反应，归纳起来主要有两大类型：一是正常反应，二是异常反应。正常反应占绝大多数，都是身心舒适的感觉，能使人感到轻松愉快。最多见的练功反应是出现手足温暖的感觉，甚至有人会微微出汗，这是血液循环特别是微循环改善的结果。练功到一定程度，可能还会出现热、凉、麻、痒、轻、重、大、小、有蚁行及肌肉跳动等感觉，甚至有些人还会出现幻觉、幻象等现象，这些都是体内气机变化的反应。面对这些练功反应，根本的解决方法就是一心安静，任其来去"不理它"。古人云："眼见耳闻皆是假，无形无象方为真。"对待各种练功反应要持有"见怪不怪，其怪自败"的态度，千万不要信以为真，更不要刻意追求，只要继续练功，很快就会消失。由于练功不得法、不良的心理暗示、缺乏科学指导等原因，有可能会出现异常反应，造成精神、肉体痛苦，且不易自行消除。目前，虽然尚未发现习练五禽戏出现异常反应，但应以预防为好，一旦出现也应找有经验的老师或医生咨询处置。

练功还要高度重视起势和收势环节。起势调息是使习练者从生活常态进入练功的状态，要从精神、呼吸和形体三个方面做好练功的预备，切不可草率行事，做好起势调息可帮助习练者尽快进入凝神静气、形松意充的练功境界。收势的引气归元，是将练气状态转为养气状态，从练功状态逐渐恢复到正常生活状态，要做到意守丹田、心不外驰、一意归中，之后再做数节保健功法，拍打关节，松弛肌肉，以符合由静到动的身心活动规律。起势调息如春耕、播种，中间行功、练功如田间管理，收势引气归元则如秋收。只有春耕、播种做得好，过程管理得好，秋天才会有收获；而若不重视收势，则播种耕田再好，虎头蛇尾，收获也不会大，甚至颗粒无收，白白忙活，十分可惜。

三、自觉体悟，悟在功后

俗话说："师傅领进门，修行靠个人。"个人后天的努力练习和勤思常悟对提高练功水平非常重要。用心揣摩、反复推敲所获得体悟的程度与习练者的付出是成正比的，即经常地投入练习和进行思考，获得的体悟和成绩就越大。体悟的内容不仅包括练功后的效果与反应，还包括动作和呼吸的配合、意守的穴位和意念的转换、音乐与动作的融合等。体悟的结果会使习练者进一步加深对五禽戏的理解，深刻领会五禽戏的动作内涵和功理作用，并因练习五禽戏而感到精神旺盛、轻松活泼，起到陶冶情操的作用。

悟是一种心理体验，心理是人脑对客观世界的积极反映，任何心理活动都是一个不断变化的动态过程。五禽戏练习就是通过自我想象、自我注意、自我感知等心理调节过程，保持相对静止，摒弃杂念，忘却烦恼，将自己带入一个令人心旷神怡的意境中，形成一种美好的心理情绪状态。这时，习练者会感到全身舒适，心情愉快，心胸开阔，不仅可以使紧张的心理放松，而且可以使紊乱的心理功能逐渐恢复正常协调。这种通过自我心理调整来协调自身生理功能进而影响形态实质的过程，是五禽戏发挥作用的主要机制，这个过程的实现首先需要对五禽戏的各个练功要领融会贯通、彻悟在心，对此有一个明确的认知和清醒的认识。

对于初学者来说，学习任务更多是放在记忆和熟悉动作；但对于资深习练者来说，体悟五禽戏的"五禽"意境、起势调息的功能、引气归元的内涵等，才能在深思熟虑中将功理要旨、练功要领、健身作用等融会贯通，体悟到学练五禽戏后自身的和谐，即血脉畅通、经络舒展、精神充沛，进而达到人与社会、人与自然的和谐，这是人生境界的提升，它把通过五禽戏的实践所产生的身心体悟延伸至体外，从"身心和"的个体和谐进入"内外和"的人际关系和谐、"天地合"的自然关系和谐之中。

情感过程包括很多种，如审美情感、理智情感、道德情感。五禽戏的音乐、服饰、礼节等，属于审美情感；求知欲、好奇心等属于理智情感；责任心、爱心等属于道德情感。比如听觉是人类感受和欣赏美的重要途径，虽然各国的语言不尽相同，但人类对天籁之音的感受是相同的，对听觉之美的感受是相通的。五禽戏的配乐着力刻画了人与自然和谐统一的表现力，营造了优美享受的意识场景和良好的心理氛围。功法配乐整体设计分为预备势入静音乐、练功主题音乐、收势放松音乐，用音乐营造出一个优雅恬静的环境，提升了人心神宁静的心理境界。音乐表现采用了优美、平稳的主题音乐，辅以长短、强弱的节奏变化，配以自然界真实的禽鸣兽吼、海浪风韵，烘托出一幅幅大自然的多彩画卷，让音乐把五禽戏习练者带入美好的氛围之中。如猿摘，钩手摘果时必定是喜庆的音乐及与众不同的节奏；又如熊晃，提髋、放松、落脚时必定是沉稳、踏实的声音。习练者通过肢体动作所表现的情感与功法音乐所表现的情感互相交融、产生共鸣，能引起习练者心理和生理的变化，使他们浸沉在美的感受之中，忘却烦恼，排除杂念，心清神悦，呼吸舒缓，全身放松，从而获得情感体验后的内心愉悦。

　　五禽戏运动的节奏、姿态和技巧属于人类交流的肢体语言，肢体语言有着超越阶级、民族、宗教信仰的能力。五禽戏的肢体语言体现在动作的姿势、编排的结构、功法的中和性等方面，充分展示了其特有的形韵之美。五禽戏动作讲究柔和缓慢、舒展大方、动静相间、纯朴自然、运化灵活，在运动过程中体现势运道圆的运动方法，其动作路线处处带弧，不起棱角，不直来直去，既符合人体各关节自然弯曲的状态，又能很好地把握动作的幅度和强度，避免过分牵拉和突然用力，使人体态自然，符合生理运动规律，防止伤病发生。运柔成刚，势势相连，给人春蚕吐丝、行云流水之感，体现出中国传统健身方法的特点。

学习五禽戏，需要树立正确的动机和价值观。五禽戏是我国劳动人民在长期的生产生活实践中总结出来的科学健身方法，不能够把它神秘化，也不能无限拔高。在中华民族漫长的历史发展过程中，追求健康幸福一直是劳动人民锲而不舍的人生目标之一。《尚书·洪范》提出了"五福"之说，涉及身体健康的内容就占了三条。古代中国人这种重视健康长寿的意识，随着古代哲学、医学的发展，促使人们积极地进行健康长寿的探索与实践，在这其中，也正蕴含了五禽戏的发生、发展。

习练者通过心理活动和意识控制，并调节呼吸与动作，以改善自身的生理机能和心理状态，从而达到强身健体与促进心理健康的目的。自觉体悟的心理活动和意识控制对练功效果起着主导作用。因此，在五禽戏练习中和练习后，一定要注意及时总结，认真体悟。

四、身心并练，贵在坚持

当代医学模式已由生物医学模式演变为"生理、心理、社会医学模式"。其特征是从治疗扩大到预防，从生理扩大到心理，从个体扩大到整体，从医院扩大到社会。心理卫生具体指的是以积极的、有效的心理活动，平稳的、正常的情绪状态，对当前和发展着的社会和自然环境有良好的适应。从心理卫生的这个定义可以看出，它与心理健康所要求的内容有密切的联系，这是因为讲究心理卫生的目的就是为了促进身心健康。

五禽戏的所有活动都是围绕"身心健康"四字进行的，它的基本思想是强身健体、养生康复，强调正气在预防疾病中的作用，防微杜渐治未病，在整体观念及辩证思想的指导下去把握生命和健康。五禽戏重视心理因素、社会因素对人体健康的影响，强调在功法练习过程中和日常生活中，能够正确认识人类的生命活动，积极预防疾病，以达到强身防病、益寿延年的目的。

《管子·内业》可以说是最早论述心理卫生的专篇。内，就是心，业就是术，内业者，养心之术也。管子认为，心是"精之所舍而智之所生"的物质器官，这是把养心之术建立在唯物的基础之上，他在谈到"得道之人"养心之术时，提出要具有"四心"的心理状态：一是善心，"凡道无所，善心安爱"；二是定心，"定心在中，耳目聪明，四肢强固，可以精舍"；三是全心，"心全于中，形全于外，不逢天灾，不遇人害"；四是大心，"大心而敢，宽气而广，其形安而不移"。要达到四心标准，则必须采用一定的养心方法。他归纳为：一是"正静"，即形体要正，心神要静，如能这样，就有益于身心，能收到耳目聪明、筋伸骨强的效果。二是"平正"，也就是和平中正的意思。平正的对立面，即为"喜怒忧患"。他说："凡人之生也，必以平正；所以失之，必以喜怒忧患。"他认为一个人要想长寿，就必须保持心地的和平中正，节制五欲和喜怒二凶，所以他说，"平正擅胸，论治在心，以此长寿。忿怒之失度及为之图，节其五欲，去其二凶，不喜不怒，平正擅胸"。三是"守一"，要专心致志，不受外在的干扰，则能心身安乐，所谓"能守一而弃万苛，见利而不诱，见害不惧，宽舒不行，独乐其身"。

五禽戏讲究"心身并练""形神兼备""内外如一"，在练习过程中要坚信这一点，坚守"德有多高功就有多深"的观点。习练者首先要净化心灵、排除杂念，具有超脱世俗纷争的意境，才能在练习中精神贯注、思想集中，从形体运动中影响气质，修德悟道，达到端庄品格操行、增强体质的效果。古人说"修心养性"，就是包含着心理、道德和思想等内容，它与精神文明建设密切相关，培育人们要有远大的理想与乐观主义精神，要有宽广的胸怀，坦荡自在，恬淡愉悦，心旷神怡，总而言之，这是一个关系到如何做人的问题。只有品德高尚的人，心灵美的人，讲究职业道德的人，才能回首往事而无愧，实现老子说的"致虚极，守静笃，万物并作，吾以观其复"。例如，在练习五禽戏时要心胸开阔，心无杂念，宁静空寂，把握住这些要求，才是把握了五禽戏的精髓。

人的适应能力包括人对外界自然环境的适应能力，对疾病的抵抗能力以及疾病损伤后的修复能力。坚持五禽戏练习能够提高人体对外界环境的适应能力，全面提升体质水平，使人心情舒畅，情绪稳定，身体轻松，不仅能稳定运动者的心情，还能改善生活质量，对生活充满信心，对运动产生兴趣，坚定信念，为坚持锻炼打下基础。

练习五禽戏要不断克服各种困难，要有坚持不懈的品质与常年有恒的意志，俗话说，"冬练三九，夏练三伏"，要刻苦耐劳，克服枯燥情绪。经过长期锻炼，能提高人对自然环境的适应能力，培养人们勤学、自觉、刻苦、勇于探索的良好习惯和意志品质。

第五节　教学须知

教师在五禽戏教学中起主导作用，必须准确地掌握一定的教学规律和方法，才能帮助学员学好练好五禽戏，这是改善学员身心健康的关键，也是获得良好教学质量的基础。

一、技术教学，形式多样

在五禽戏的教学过程中，根据学员的实际需要和不同情况，会用到多种教学方法和不同方法的组合。教学的对象千差万别，教学的环境也各不相同，教师需因时、因地、因人而异，灵活运用各种方法，仔细分析动作，认真细致讲解，要具有较强的教学能力和丰富的知识储备。

一般来说，讲解在功法教学中占有重要地位。教学中应合理地运用语言艺术，恰到好处地用语言诱导、暗示等方法，根据不同的学习对象，耐心地进行讲解和引导。同时，要正确运用直观教学、集中注意力练习、念动练习等方法，引导学员按照要求进行练习，帮助进行形象思维，加速对动作概念的建立和动作要领的理解，激发学员的学习兴趣，提高练习效果。

完整教学法是指教师对所要学习的动作进行完整的教学，即从动作开始到动作结束进行完整讲解、完整示范、完整练习，进而掌握动作的一种方法。对于比较简单的动作，如起势调息、引气归元、虎举等，可做完整示范，使学员在学习动作初期就能建立动作技术概念，对该动作有个初步的整体印象，节省教学时间。

分解教学法是把较复杂的动作，按照其结构合理地分成若干部分，然后逐次进行分解讲解、分解示范、分解练习。教师对那些具有一定难度和结构比较复杂的动作，如虎扑、鹿奔、熊晃、猿摘等，要进行分段、分节和分动的讲解和教学。对于初学者来说，教师适当地采用分解教学法，看似花费了较多的时间，但有利于学员掌握动作的细节，使动作做得更准确，起到事半功倍的效果。

分解法与完整法结合。完整法与分解法教学并不是截然分开的，通常是紧密配合、交叉使用的，一旦分解动作基本熟练后，就应立即过渡到完整动作。如熊晃，可以先将动作分解为三个部分教学：提髋震脚、左右摆臂、弓虚步前后移动，待单动作掌握后，再进行完整动作练习。针对教学的具体情况灵活运用完整法和分解法，两种方法互补运用，才能使学员更好地掌握教材内容。

练习法是教学中最基本、最重要的一个方法，教师根据教学任务，有目的地反复练习单个动作、组合动作或整套动作。学员通过练习不断完善动作技术，形成条件反射，常用方法有念动练习法、重复练习法、变换练习法等。

念动练习法是指学员在练习过程中有意识地在脑海中重复再现动作，熟练和加深动作表象的一种练习方法。学员在练习时，通过对动作的思维、想象活动，加深对动作的记忆，加快动作的熟练程度，改善动作的协调性和准确性，提高思维能力，建立和巩固正确的动力定型。

念动练习的途径是通过教师的讲解、示范建立正确的动作技术概念，再通过他人和自己的练习对比想象，以及教师对错误的纠正等来完善技术。这一般需要在练习中进行，教师在练习前要求学员集中注意力想象将要完成的动作，练习后再回想刚完成的动作，也可以在教师讲解、示范之后以及做准备活动结束时安排。做念动练习时，环境和意念均需安静状态，排除环境干扰和思想中的杂念，集中注意于想象自己正在做某一动作，良好的状态是取得心理放松练习效果的前提条件。

重复练习法是根据教学的需要，不改变动作结构和运动负荷，按动作要领反复练习的一种方法。在基础教学阶段，主要目的是使学员反复体会正确的动作要领和建立正确的动作概念；在深入学习和完善动作技术阶段，其主要目的是进一步改进动作质量。在教学中纠正错误时也要抓重点，使学员能集中精力纠错，提高动作质量。合理地运用重复练习法，对掌握和巩固动作技术，保持和提高机体工作能力，有着重要作用。

变换练习法是指在改变条件的情况下反复进行练习的方法。在教学中应根据学员人数、练习量、时间等因素确定练习形式。实际上，不外乎集体练习、分组练习和个人练习等几种练习方式的变换，关键是要因地制宜，取得实效。

在新学动作、复习动作及纠正多数学员出现共性的错误时，一般都采用集体练习的形式。但由于学员学功时间、身体状况有差异，所以集体练习时间不宜长，强度不宜过大。当学员初步掌握了动作、呼吸和意念的要求之后，可以进行分组练习。对分组后练习的次数、动作的重点，应根据课的任务和练习时间，提出明确的要求。教师要有目的地巡回指导，特别要对学习上困难较多、年龄较大、水平较低和健康状况较差的学员多加辅导。在人数较少及个别纠正动作时，有必要安排个人单独进行练习。

教学要符合运动技能形成的规律及五禽戏的特点，在教学中要适度运动，量力而行，循序渐进。根据学员的学习程度、心理状况、对运动负荷的承受能力等情况，以及五禽戏的特点和功效，合理地安排教学，运动量应由小到大，逐渐增加；在教学过程中，应由浅入深，先易后难，逐渐提高。

由于不同的功法对机体变化引起的效果有所不同，因此建议教学五禽戏的同时，不要掺杂其他功法的教学，应尽量避免学员在还未达到一定水平时不断更新功法，否则会影响教学效果和技术水平的提高。

二、动作示范，耐心细致

动作准确是对教师的基本要求。在教学示范中，教师要准确地表现出一个动作所蕴含的技术要点、劲力要求、精神气质等，呈现给学员直观的印象、饱满的形象、丰富的想象和愉快的美感，让学员在观摩学习中，体会到呼吸与动作的配合、肢体与劲力的协调、意境与精神的共融，从而产生喜欢之、学习之、掌握之的心理诉求。

对初学者来说，可以先安排学习基本技术、基本动作，如长引腰、摇辘轳等。要科学地编排教学内容，如鹿奔，先学习下肢动作，再学习躯干动作，最后学习整体动作；待动作掌握后，再将动作和呼吸配合起来练习。循序渐进地掌握知识、技术和技能，才能达到较好的教学目的。

动作示范是技术教学中最常用的方法之一。授课的具体过程中，教师的动作要准确、清晰、优美，以方便学员直观地了解动作结构、要领和方法。正确优美的动作示范不仅有利于学员观察、模仿动作，建立正确的概念和动作表象，还可以激发学员的学习积极性。如鹿奔，教师需要从正面、侧面、背面三个角度进行示范，以方便学员观察动作的细节和要领。在练习过程中，教师的提示要言简意赅，如虎举，教师等可以用撑、屈、拧、握、提、托、拉、按等词语进行提示。对于复杂动作，教师可以采用分解教学法，如熊晃，可以把上下肢和躯干动作分解进行教授。

随着教师的示范，学员通过观察，进一步掌握动作细节和技术关键，了解所学动作的结构和技术要领。

最初教学时，教师介绍动作名称后，应立即进行示范。复习时可在讲解和提出关键问题后，再进行示范。要根据教学内容的难易程度决定示范的次数，对初学者及学习比较复杂或较困难的动作，可采用教师示范与学员练习同步进行，教师边示范、讲解，边让学员模仿练习。

示范动作的方向，应根据动作结构、教材的示意图来决定采用哪种示范面。一般地讲，以左右移动、侧伸、侧屈为主的动作，采用镜面示范或背面示范；以前后移动、前后屈伸为主的动作，采用侧面示范；带领学员进行练习，运用只示范不讲解教学方法时，采用背面示范，使学员能看清动作的路线、方向，便于学员模仿。总之，应使学员能完整地观看动作的主要技术，选择动作示范的方向。示范动作应根据教学要求力求技术正确、姿势优美、富有表现力，使学员感知动作各个部分的主要技术，加深对动作的理解。

示范的位置，应以所有学员都能看清楚为原则。一般情况下，示范位置可以选择在队伍的正、侧面或斜对面，也可以选择在队伍的中间。为使各个位置的学员都有机会看清楚动作，教师示范位置要根据学员所站队形来确定。如队伍为横排，示范位置应在与横排两侧成等腰三角形的顶端处；队伍为圆形，可站在圆心或沿内圆进行。另外，教师选择的示范位置，尽可能防止学员迎风、面对阳光练习，避免环境对学员学习的不利影响。

三、技理讲解，实事求是

大量的教学活动是通过语言来完成的，教师等在教学中应注意语言的准确性和通俗化，这主要包括两个方面。

首先，在讲解技术动作时，所讲的动作要领应正确，逻辑要分明，语言要深入浅出，讲解要生动形象，比喻要恰当，并积极引导学员在已知的基础上，启发主动思维。教师可以结合必要的提问，让学员独立进行思考，回答问题，以此来理解、分析、巩固已学过的功法技术。

其次，阐释功法理论要简单易懂。五禽戏的动作虽不复杂，但含义深刻，所涉学科众多，在教学的不同阶段，应根据课程的任务、要求，简明扼要、突出重点地进行讲解。在基础教学阶段，学员的动作容易紧张生硬、不连贯，缺乏控制力，这时讲解不宜太多，主要讲清动作的正确姿势、运行方向、路线及起止点即可。复习巩固阶段，应对动作细节、呼吸方式、动作衔接、手眼配合等进行提示。完善技术动作阶段，讲解应抓住形、神、意、气四者的关键，对呼吸的深度、动作的力度等内容进行说明，对动作所涉及的经络、脏腑、气血等理论进行阐述。

特别是对技术水平达到一定程度的学员，要重点进行理论讲解。五禽戏是中国传统文化的组成部分，在理论上受传统文化的指导，在行为方式上受传统文化的制约，既吸收了中国传统哲学思想和文化理念，又涵涉了医学、美学等现代科学的内核。可以说，中国人独特的思维方式、行为规范、审美观念、心态模式、价值取向和人生观等在五禽戏中都有不同的反映。教师在讲解时不要肆意发挥，不要故弄玄虚，不要不懂装懂，而应该实事求是地根据经典文本，如《黄帝内经》、现代医学实验结果等进行解释和阐发。

教学时，教师可以先进行概括性的重点讲解，对技术要领分层次讲解，随后可进行补充性或提示性讲解；对新教材和有共性的内容进行集中讲解，对个性问题则针对重点、难点进行讲解；在复习巩固阶段，可对学员的关键技术进行分析或纠正；教师对学员完成动作的质量程度要及时进行口头的评价，当学员完成动作有进步时，应作肯定的评价。要求教师能够做到精讲多练，语言简洁明了，讲解目的明确，才能取得良好的效果。

教师在教学中应注意语言的准确性和启发性，语言要力求深入浅出。教师语言运用的艺术性、合理性直接影响教学的效果。教师的语言应符合功法的特点和节奏，语调的强弱和语速的缓急要适度，引导学员按照功法要求进行正确练习。教师在讲解过程中可以结合必要的提问，让学员随教师的讲解进行思考，回答问题，来巩固已学过的功法理论或技术。

四、答疑解惑，传道授业

《论语·述而》中说："三人行，必有我师焉。"《礼记·学记》中说："教学相长。"教师教学的过程其实也是一个自身再学习的过程，在每一次的教学中可能会发现自己新的知识盲点，可能会被学员从自己不曾思考过的角度提出的问题所触动，可能会对已有的知识点产生新的认识和理解。所以教师要抱着谦虚、学习的态度对待每一次教学课，要善于并乐于吸收新知识，并将自己的所学、所悟传授给学员。

学员在教师的指导下，要对教学内容中的有关理论问题、疑难问题以及练习中的感觉和体会，进行讨论和交流。教师指导、学员独立钻研、集体讨论交流三者结合起来，是答疑解惑的基本特点。

功法教学中许多部分主要表现为意念活动，学员学习和掌握达到什么程度，存在什么问题，有的时候教师无法直接观察，可以通过讨论的方法来进行。讨论有利于调动学员学习的积极性，使他们在学习中处于主动、积极的状态；能促进学员对功法知识的理解与应用，培养学员对知识深入探究的精神；能使学员的自学能力、思维能力、表达能力得到实际锻炼；讨论中相互交流感受和体会，能相互促进，共同提高，有助于提高整体教学质量；讨论中学员对功法的理解和掌握情况，教师可及时发现存在的问题，采取措施，正确引导，提高教学效果与质量。

利用现代化的科学技术进行教学，对于提高教学质量有着重要的促进作用。近年来，多媒体、录像教学广泛应用于体育教学中，成为现代教学训练的手段之一。它有助于学员建立正确的动作概念，能充分显示动作的结构、过程、关键、要领与细节；特别是对结构复杂、难度较大的动作，能提供生动、形象的直观方式，同时还可以加深学员对教材的理解、领会，分析动作要领。在多媒体、录像教学的播放过程中，可以反复观看技术动作，边看边听教师的分析讲解；还可以将关键的动作、动作组合或某一段落，反复放，也可放慢动作，甚至定格来分析某一瞬间的姿势，这样分析得更细致、更直观。适当地运用多媒体、录像教学，可丰富教学内容，对于调动学员的学习兴趣、提高教学效率有着重要的意义。

不光是技术动作需要答疑解惑，理论知识更是如此。五禽戏寓医理于动作之中，寓保健康复效益于生动形象的"戏"之中，这是五禽戏区别其他功法的显著特征，各戏动作大巧若拙，大智若朴，蕴涵着医学、气功学、文化学核心思想，需要通过长期的理论修养和坚持不懈的实践体验，才能领悟其深刻的哲理内涵，不断提高和完善技术水平，取得良好的健身功效。同时，教师还要擅长把自己消化吸收的知识，用浅显易懂的语言讲授给学员，不单单是教授知识，还要从技术动作对人体经络、脏腑、气血、穴位等影响出发，把五禽戏与中国传统文化中的哲学、医学、易学、美学、文学等结合起来，用五禽戏中所蕴含的知识来指导个人修养和行为，促进身体健康，提升生活质量。

第四章 健身气功·五禽戏答疑解惑

一、五禽戏对"形"的要求体现在哪些方面？

所谓"形"，是指练功时的姿势。古人说："形不正则气不顺，气不顺则意不宁，意不宁则神散乱。"说的就是身体姿势在练功中的重要性。具体来说，五禽戏对"形"的要求有两个方面。一是练功开始时，要做到头正颈直、含胸垂肩、体态自然，身体各部位肌肉舒适放松，神态安详自然，逐步调匀呼吸，从而更好地进入练功状态；二是在练功过程中要根据动作名称的含义，做出与之相适应的造型，并力求准确到位、合乎规范，努力做到"演虎像虎""学熊似熊"。还要特别注意分辨清楚每一个动作的起落、高低、轻重、缓急、虚实，使动作不拘不僵、柔和灵活，达到"引挽腰体，动诸关节，以求难老"的功效。

二、掌握虎戏的技术动作需要经过哪几个阶段？

首先，需要掌握动作的正确姿势和过程细节。如虎举要掌握手型的变化和手臂运行的路线；虎扑要体会脊柱的折叠伸展变化以及上下肢和腰腹之间的连贯和节奏，还要把握好下扑发力的顺序和方向。

其次，在动作规范、准确的基础上，要突出劲力和意识，这也是从调身向调息、调心发展的高级阶段。如虎举手掌贯注劲力，双手上举擎天，精神饱满，凛凛生威，似猛虎伸腰试力；虎扑双手前伸下按，全神贯注，气韵生动，投足举爪，威风无限，如猛虎扑食。

最后，还要内外兼修，精益求精，提高练功素养。虎戏动作蕴含着中医学、气功学、文化学理论，需要通过长期的理论修养和坚持不懈的实践体验，才能领悟其深刻的哲理内涵，不断提高和完善技术水平，取得良好的健身效果。

三、经常练习虎扑中的前扑，为什么对保持脊柱的正常生理弧度有帮助？

虎扑中的前扑动作，取之于陶弘景《养性延命录》中关于虎戏的"长引腰"，模仿老虎伸展肢体，向前扑食猎物的姿势。要求做到上体前俯，两手尽量水平前伸，臀部后引，形成前后拉力，充分伸展脊柱；同时头部上抬，挺胸塌腰，形成上下反向拉力。这是运用自身力量对脊柱进行前、后、上、下伸展抻拉，对恢复和维持人体脊柱的正常生理弧度大有裨益。前扑动作的关键是两手水平前伸，臀部尾闾上翘后引，两膝必须伸直，才能取得最佳锻炼效果。目的是通过前伸后引伸展脊柱，展开两肩关节，使行于人体背部正中的督脉与行于腹部正中的任脉得到相应的调理，从而防治腰肌劳损、习惯性腰扭伤等疾病，利于增强脊柱的力量和柔韧性。

四、"鹿抵"腰部的拧转侧屈，怎么才能做到位？

首先下肢迈步后要定位，腰部先带两臂运动，向后旋转到位，再身体侧屈，此时两臂向侧、向后使力，加大幅度。练习该动作需要掌握以下三个方面：（1）两臂向后伸出时，下面手臂屈肘，用肘尖紧抵同侧腰部，着力方向为身体的矢状面[①]，帮助身体侧屈；上面手臂的鹿角向后，尽力超过身体的额状面[②]，这样就加大了腰部的转动幅度，为转体后视创造有利条件；（2）上体略向前探，转头时能够通过肩部，注视到后腿脚跟，也能增加腰部旋转、侧屈的幅度；（3）前脚掌外展约70°，膝盖与脚尖方向一致，后腿蹬直，全脚掌着地，形成"前弓后蹬"。练习该动作一定要注意柔和缓慢，循序渐进，逐步到位，避免由于幅度过大，做得过快、过猛导致腰部肌肉、韧带和关节的损伤。

五、"鹿奔"的两张"弓"，怎样才算符合标准？

鹿奔强调的两张"弓"，是指脊柱的"竖弓"与肩背的"横弓"。习练者在虚步后坐时，头部与尾骶向前，收腹敛臀，弓背向后，凸出命门，形成"竖弓"；在此基础上，背部两肩胛骨外展，含胸合肩，同时两臂内旋前伸，掌背相对，形成"横弓"。

"竖弓"的标准：一是含胸充分，两肩下沉，内扣夹紧；二是收腹要深，以肚脐为中心，向内收腹，前腹贴后腰；三是提肛敛臀，尾闾前扣。收腹以后，腰部后凸，向前收紧臀部，形成腹部和臀部对拉的反方向运动，使命门穴凸出。腹部和臀部对拉的反方向运动越到位，"竖弓"越标准。"横弓"相对简单，强调两臂尽力前伸，胸背尽力内含后收，两力相争，后背自然形成平弧状态。动作到位后，身

[①]矢状面：于前后方向，将人体纵切为左右两部分的切面。
[②]额状面：于左右方向，将人体纵切为前后两部分的切面。

体后面腰背的肌肉受到牵拉伸展，而前面胸腹的肌肉受到挤压，体内的五脏六腑自然会不同程度地受到挤压按摩，具有强壮脏腑的功能。

督脉贯脊，属肾，两张"弓"的形成，可加强对整个脊柱的牵拉伸展，起到刺激督脉、疏通经气、调补肾精、振奋全身阳气的作用。

六、"鹿奔"换步时，有什么样的技巧？

鹿奔是模仿鹿在奔跑中伸足、扒地、发力的动作过程，同时要表现出鹿轻盈、敏捷的神韵。换步之前，两脚与肩同宽，两腿微屈；先做左换步，身体重心左移落于左腿，右腿屈膝，脚跟充分提起，脚尖点地；再做右换步，身体重心右移，右脚由脚尖点地依次过渡到全脚掌着地，重心落于右腿，左腿屈膝，脚跟充分提起，脚尖点地。这样虚实交换，交替练习，动作熟练后再融入完整动作。

把握虚实转换，是高质量完成动作的关键。当身体重心完全落于一腿时，就像弹簧被压紧蓄力，然后蹬伸，将压力缓缓释放出来；而另一腿此时没有压力，随着身体重心的移动，脚尖轻轻点地后，才逐渐被压紧。需要注意的是，两脚之间没有腾空状态，身体重心左右移动，顺势而为，波浪起伏，动作才能富有弹性，轻盈自然，连贯圆活。

七、"熊运"怎样才能做到身体和两手同步协调，立圆摇晃？

胯部以下部位固定不动，然后按以下四个步骤练习：（1）两手围绕右肋部、上腹部、左肋部和下腹部四个点，进行顺、逆时针摇晃；

（2）躯干沿身体的额状面进行顺、逆时针立圆摇晃，摇转幅度要大，感觉内脏受到挤压和牵拉，胸部始终朝向正前方，不要向后转腰；（3）躯干带动两臂，同步立圆摇晃；（4）以丹田之气为动力，由内而外，带动躯干和两臂运行，速度均匀连贯，圆活自然。

八、"熊晃"时，提髋落步的动作要领是什么？

提髋落步是熊晃的关键动作，但很容易出现僵硬或者太过松懈的现象，主要原因是没有处理好"松"和"紧"的关系。动作开始，腰侧肌群收缩，牵动髋部，继而带动整条腿收缩上提，这是"紧"；随之腰侧肌群放松，带动整条腿放松，髋、膝关节自然弯曲，这是"松"。收紧时间很短，放松时间较长，当感觉大腿提起，身体马上松沉，收髋屈膝，随后身体重心向前移动，全脚掌着地，此时膝、踝关节要放松，似有"踩空"感觉，并把脚掌着地的震动感，通过踝、膝向上传递到髋部。提髋时，两肩要保持水平，胸廓相对稳定，大腿要原位上提。切忌过早收髋，致使大腿向前收起，影响提髋质量。

九、"熊晃"时，身体和手臂如何才能协调？

可以按以下三个步骤练习：（1）原地以腰带臂练习。两脚平行开立，身体左右晃动，两臂随之前后摆动；动作协调后，当手臂由后摆至体侧时，沉肩压肋，再放松前摆，左右交替。（2）弓步和后坐步之间转换。一脚向斜前方横跨一步，两脚间距比肩宽，脚尖向前，身体重心前后移动，向前时成弓步，向后时成后坐步，同时配合身体的左右转动和两臂前后摆动。（3）当摆臂和步法转换都趋于协调时，两者就可以结合完整练习了。手臂由后摆至体侧时，沉肩压肋，随即放松前摆，身体重心前移，变成弓步；接着后面手臂向前摆动，摆至体侧时，沉肩压肋，随即放松前摆，身体重心后移，变成后坐步。身体重心前后移动，带动两臂前后交替摆动，要注意在沉肩压肋时，同侧的腰髋领先于肩向前摆动，也就是说肩随腰髋的向前转动而摆动，以腰动送髋，以髋带肩，以肩领臂。

十、"猿提"要做到哪"四提""一领转"？如何保持身体重心的稳定？

"四提"是指提肩上耸、提腕团胸、提肛收腹、提踵跷脚；"一领转"是指百会上领，头侧转。提踵跷脚，使身体前后的稳定角度变小，重心容易前后移动；同时还要转头，根据运动生理学状态反射的原理可知，一旦人体头的位置发生改变，相关的肌群张力会反射性地发生变化，因此保持身体稳定的难度系数就会增加。此时要求"四提"动作必须充分，并汇向胸部膻中穴收紧，使身体形成一个整体；下颌微收，百会上领；两膝伸直内夹，保持适度的紧张；转头时，身体保持原状，利于平衡稳定。经过反复训练，就会建立身体重心稳定的条件反射，形成正确的动力定型。

十一、"猿摘"时，如何通过眼神来表现猿戏的特点？

猿摘是五禽戏功法中过程最为复杂、手脚变化最多、位置移动最大、眼神表现最丰富的动作，演练时还需要充分体现猿猴轻盈、敏捷、灵巧的特点。左顾右盼，心猿意马，眼观六路，当发现树上果实时，瞪眼注视，心中盘算如何才能收入囊中；随后，向上跃起，眼随手走，目光似电，展体伸臂，屈腕撮钩，采摘果实；到手之后，托在肩前，喜气洋洋，凝视果实。眼神是心灵的窗户，要根据动作情节，结合猿猴活泼好动、机警敏捷的秉性，就能将猿摘时的眼神表现得淋漓尽致。

十二、如何做好"鸟伸"中的抻拉动作？

鸟伸有两个抻拉动作，即两手叠掌上举和单腿独立后伸。两手叠掌上举至头前上方，掌心朝下，指尖朝前，要求掌背尽力上提，两脚向下抠地；同时提肩、缩项、挺胸、塌腰、翘臀，抻拉腰背，最后将劲力汇聚于背后大椎穴，对身体进行上、下、前、后的抻拉。单腿独立后伸，意将身体前面胸、腹、髋部充分展开，而身体后面腰背部则收紧压缩。要做好这个动作，首先头顶百会穴上领，伸颈沉肩，摆动腿向正后方伸出，腰腹部前顶，形成身体向后的反弓状；同时展肩扩胸，两臂向后斜方向展开，打开胸部膻中穴。

十三、"鸟飞"上下肢动作如何才能配合协调？

关键是把握好手快、腿慢的动作要领，同时肩、肘、腕要放松。由于"鸟飞"中的手臂起落幅度和运行路线远大于屈膝上提的动作，因此在手脚同时起落过程中，手臂的运动速度要稍快于腿，以保证动作的一致性和整体性，同时要做好肩、肘、腕关节的放松，避免形成直臂摆动的错误动作。还要注意气息的升降配合，手臂上举吸气，下落呼气，使气沉丹田，防止身体重心不稳。

十四、五禽戏中有哪些专门的调息动作？

"息"主要是指呼吸。调息，顾名思义就是对呼吸进行调整。在五禽戏中，每组动作起落、升降、开合、蓄发，都可以配合相应的呼吸。同时还设计了3组专门的调息动作：起势调息、引气归元和每戏之间的侧前举调息。目的是通过有意识的调整呼吸节奏，集中意念，使心息相依，从而凝神定志。

第一，起势调息。以肩为轴，两臂在体前缓缓上提、内合、下按，上提、内合吸气，下按呼气，手臂动作与呼吸配合，调整呼吸节奏，使之细、匀、深、长，绵绵若存。加之意守劳宫等穴位，目不旁视，心无旁骛，心息相依，凝神定志，尽快进入练功状态。

第二，引气归元。整套功法有一定的运动强度，练功意境经过五禽之间的系列转换，结束时需要回归到起始的自然放松状态。通过引气归元，把意念集中到丹田，以动作配合呼吸，调匀气息，并且让肌肉、关节放松下来，准备收功。

第三，侧前举调息。侧前举调息在整套功法中出现了5次，分别位于五个戏之间，目的是在各戏之间起到过渡作用，实现五禽意境的转换，以此来调整呼吸、放松身体、承接下戏。侧前举调息要心神宁静、全身放松、呼吸绵长。

十五、起势调息的作用是什么？

练习五禽戏很重要的一点是要松静自然。松就是全身放松，静就是思想安静，自然就是姿势、意念和呼吸都要顺其自然。因此在进入练功状态前，要求松静站立、意守丹田、宁神调息，通过调身、调息、调心，使身心放松，形正意充，有利于人体形气神的合一，为顺利练功做好准备。尤其是在调整形体的同时，特别要注意对呼吸的调节，将意识和呼吸这一人体最基本的生命运动结合在一起。古代气功家指出"凝神调息，调息凝神"，就是说练功时要观注调息，通过调息来排除杂念，将意识高度集中于自身，有利于达到形气神合一的练功境界。起势调息是在松静站立的基础上，通过两臂缓慢柔和的上提下按，提吸落呼，同时意注掌心劳宫穴，动中有静，静中有动，调动手三阴三阳经的经气，加强人体内外气的交换，从而进一步起到宁神定志、调畅气血的作用。

十六、练习五禽戏怎样使呼吸与动作相互配合？

五禽戏功法以动作导引为主，在三调配合方面，要求习练者的呼吸与动作变化相适应。具体来说,呼吸和动作配合的规律是起吸落呼、开吸合呼、蓄吸发呼、先吸后呼。也就是说,当动作趋势向上、打开或蓄力的时候吸气,反之则呼气。调整呼吸要注意循序渐进,避免急于求成。古人说:"使气则竭,屏气则伤。"刻意调整呼吸或屏住气息,容易导致呼吸不畅、憋气,甚至造成急性缺氧,于人体健康不利。

适合自己的呼吸方式就是最好的。随着练功水平的提高,可以从自然呼吸逐步过渡到逆腹式呼吸。逆腹式呼吸在生理学上称为变容呼吸,可以产生较大的腹内压强,对内脏器官有一定影响,有类似按摩内脏的作用,对改善循环、呼吸、消化等系统功能有较好的效果。

十七、五禽戏与慢跑、交谊舞等项目相比,对提高人的呼吸功能有什么不同?

五禽戏练习时,要求随动作的升降开合进行呼吸锻炼,尽可能地使呼吸达到深、长、细、匀,尤其强调呼气的深度。五禽戏练习速度缓慢,单位时间的氧耗量并不大,肺通气量也不高,但这种深慢呼吸方式对提高肺换气效率十分有益。研究表明,经过6个月的五禽戏练习,实验组男女受试者安静状态的呼吸频率有所降低,潮气量明显降低,呼出气中氧百分含量降低,安静状态受试者每分钟氧耗量没有变化,说明受试者呼吸方式有了明显变化,安静状态呼气深度增加,肺换气效率得到提高。

深慢呼吸不仅能增强吸气肌的力量,而且在一定程度上能提高呼气肌和辅助呼气肌的力量,因而经过6个月的五禽戏练习后,习练者的肺活量有了明显提高。

慢跑、交谊舞等项目的练习，尽管也要求注意深慢呼吸方式，但由于慢跑、交谊舞等健身运动项目较五禽戏练习强度大，动作节奏较快，不可能达到五禽戏练习这样的深慢呼吸程度。深慢呼吸程度的加深不仅明显降低了呼吸道解剖无效腔的相对比例，而且提高了肺泡与肺泡周围毛细血管血液之间的气体交换效率，从而对提高中老年人肺通气和肺换气能力有明显作用。

十八、练习五禽戏对肺部疾病患者是否有康复作用？

五禽戏练习动作缓慢，连绵不断，练习过程中强调深慢的呼吸方式，可以使呼吸道阻力明显降低；同时，这种深慢的呼吸方式对降低呼气时的肺泡内压力十分有效，因而在运动过程中肺通气量增加，但吸气时肺泡内压力并不明显增加，有利于慢性呼吸道阻塞性疾病患者避免由于运动加重肺气肿的可能性。所以，通过长期参加五禽戏锻炼，可以培养和建立深慢的呼吸方式，对于改善慢性呼吸道阻塞性等疾病患者的肺通气功能、减少肺源性心脏病的发生率具有一定的作用。

十九、"五禽神韵"指的是什么？

神韵指的是动作之中所包含的神态和韵味。所谓五禽神韵，指的就是虎、鹿、熊、猿、鸟五种动物玩耍、游戏时的神态和韵味。五禽戏强调"形神合一"的整体观，要求形与神形成一个有机的统一体。所以在练习五禽戏时应当做到"唯神是守"，只有"神"守于"中"，而后才能"形"全于"外"。

与其他健身气功功法不同,五禽戏主要通过演练时模仿五禽神态,达到形、神、意、气合而为一。因此,习练者只有掌握了五禽的神韵,动作形象逼真,才能进入玩耍、游戏的意境,从而产生良好的锻炼效果。

二十、如何理解和表现出"五禽神韵"?

练习五禽戏不仅要"练啥像啥",更重要的是"神似",即有神韵。因此,光靠动作到位还不够,必须做到身心一体,不只体悟动作意义,还要创设动作完成的意境,把动物拟人化,赋予丰富的情感,集中表现出来。

虎戏中,简单的几个动作描绘了猛虎伸腰、奔跑、扑食的场景,这就把虎拟人化了,把虎的情感转移到了人的身上,利用游戏的情节使人的心理年轻化,让人置身于特定的情境之中,用动作、劲力、神态、节奏等表现游戏情节,体现动物神韵。其他各戏也基本遵循这样的规律。如鹿戏中的"转腰回望",构置出一个双鹿抵角而嬉戏的情景,表现出鹿蓄劲于内、运劲于腰、全神贯注、互不相让的神韵;接下来的"扣腕""换步"则模拟鹿奔跑的动作,抓住其中最具代表性的环节,体现出鹿轻巧、敏捷的神韵。熊戏、猿戏和鸟戏也都是根据动物习性设计动作、虚构情节,在虚拟化的情境中表现出动物的神韵,所以在练习时要注意每一戏之间神韵的不同以及其转换、衔接。

二十一、五禽戏功法中的"神态"是怎么表现的?

神态指的是练习时的神色和姿态。五禽戏为象形之戏，要求形神俱备，练习每一戏时都应该表现出相应的神态，具体来讲，要有虎之威猛、鹿之安舒、熊之沉稳、猿之灵巧、鸟之轻捷的神态。在练习的时候要"入戏"，根据动作表现神态，配合动作的劲力和意境。如练习虎举时，拔长身体，上举下撑，神态应该庄严威猛；练习虎扑时，双目圆睁，神态要沉着凶猛。练习鹿抵时，转腰下视，神态要轻灵专注；练习鹿奔时，收缩自如，神态要放松舒缓。练习熊运时，转腰摩腹，神态要憨态可掬；练习熊晃时，前摇后摆，神态要厚重沉稳。练习猿提时，提踵缩项，神态要机警灵巧；练习猿摘时，进退有度，神态要大方活泼。练习鸟伸时，塌腰挺胸，神态要超然淡泊；练习鸟飞时，上下翻飞，神态要空灵恬静。

二十二、"五禽意念"指的是什么?

人的思维活动和情绪变化能影响五脏六腑的功能，因此，在练习五禽戏时，要尽可能排除不利于身体健康的情绪和思想，创造一个美好的内环境。具体要求就是要做到意念集中而不呆滞，意念在每一戏之间应进行转换，转换以后要专注，既飞扬又沉实。

开始练功时，思想要集中，排除杂念，做到心静神凝。练习每一戏时，意念集中于"五禽"的不同动作。练虎戏时，意想自己是深山中的猛虎，伸展肢体，抓捕食物。练鹿戏时，意想自己是草原上的梅花鹿，众鹿戏抵，伸足迈步。练熊戏时，意想自己是山林中的黑熊，转腰运腹，自由慢行。练猿戏时，意想自己是花果山上的灵猴，左右眺望，摘桃献果。练鸟戏时，意想自己是湖边仙鹤，伸筋拔骨，展翅飞翔。意随形动，气随意行，达到意、气、形合一，以此来疏通经络，调畅气血，内安五脏。

二十三、"五禽意境"指的是什么？

意境是指一种能令人感受领悟、意味无穷却又难以用语言阐明的意蕴和境界。它是形神情理的统一、虚实有无的协调，既生于意外，又蕴于象内。意境是中国古典美学的一个重要范畴，五禽戏是中国传统文化的一部分，深受中国古典美学的影响，在动作的构建和表现上吸收、借鉴了意境理论与方法，在练习时要尽量体悟、表现出动作所蕴含的意境。具体来讲，要突出二重结构：一是写实，即客观事物的艺术再现，如练习熊戏，应该抓住熊的主要动作特点，进行身份置换，把自己化身为熊，根据熊朴、拙、沉、实的特点进行演绎；二是写意，即主观精神的表现，如熊戏，不光要体现动作特点，更重要的是从性格、精神上向熊靠拢，表现出熊憨厚、沉着的气质。当然两者是不可分的，写实是为了写意，动作是为了传神，而写意是为了更好地体会动作的神韵，表现动作的张力。

二十四、强调"五禽意境"有哪些作用？

《黄帝内经·灵枢·邪客》中指出："心为五脏六腑之大主，心动五脏六腑皆摇。"这里的"心"指的是大脑。中医还有"七情伤五脏"的说法，说明人的思维活动和情绪变化能影响五脏六腑的功能。因此，在五禽戏习练中，强调模仿动物的意境可以使意念专一，有效排除不利于身心健康的杂念，创造一个美好的内心环境，使习练者心理安宁，提升练功质量，达到益寿延年之效益。

二十五、猿摘动作的神韵表现，有什么健身作用？

"形神合一""恬淡虚无"是练功的基本原则。猿摘虽然动作较多，但均为调摄心神所设，意识应始终处于虚灵状态。猿摘的动作以神似为主，重在体会其意境，不可过分夸张，动作的多样性体现了神经系统和肢体运动的协调性，也体现了习练者主动地对神的锻炼和运用。眼神的左顾右盼，利于颈部运动，可促进和调节脑部的血液循环；模拟猿猴在采摘桃果时愉悦的心情，可减轻大脑神经系统的紧张度，对神经紧张、精神抑郁等症有防治作用。并可随着练功的进程进入恬淡虚无的练功境界，逐渐达到天人合一的境界，以优化人体生命功能状态。

二十六、五禽戏特定的意念调节，会对人体免疫产生什么影响？

生理学已证实，人的意念、思维活动能够通过大脑中枢神经系统来支配植物神经系统，从而控制内脏活动。五禽戏练习除了形体运动外，非常注重对意念的调控和运用。长期的调心锻炼，能增强大脑对植物性神经及腺体的调控能力，改善这些腺体的分泌功能，调整激素的分泌。大量文献表明，这些因素会影响机体外周血T细胞亚群的分布，有助于提高人体的免疫功能，从而在调节人体免疫平衡中有积极作用。

二十七、练习五禽戏对人的心理健康水平有什么影响？

中国传统养生学重视形神兼备，强调对人体精、气、神的锻炼，提倡养神为主，调形先调神，养生先养心。研究表明，通过6个月的五禽戏锻炼，不同性别的受试者在反映人的心理健康水平的身体症状与器官功能、日常生活功能、身体活动功能、正向情绪、负向情绪、认知功能等因子得分方面都有较好的改善，且女性习练者比男性习练者改善程度大，50～60岁练习组的心理健康改善程度优于61～70岁练习组。问卷调查还发现，50%的锻炼者练习五禽戏后，尽管食欲、体重无明显变化，但在体力、关节灵活程度上感觉有所改善，精神状态、自信心方面也有所增强与提高。尤其是练习后感到身体变得轻快、放松，在模仿虎、鹿、熊、猿、鸟的动作后，有心理年轻化的感觉。

二十八、怎样才能增进五禽戏的锻炼效果？

应该根据个人的情况具体分析，教学人员要做到"个性化"指导，习练者要做到"个性化"锻炼。五禽戏的运动负荷可以根据练功姿势的高低、动作幅度的大小、动作速率的快慢进行相应调整，每个人可以根据自身条件控制运动负荷，循序渐进，要防止因负荷过大而造成过度疲劳，甚至损伤。

分阶段掌握功法的动作、呼吸、意念的练习方法，通过反复实践，逐步进入内外相合、三调合一的整体协调状态，练功效果就会大大提升。习练五禽戏的高级阶段，要求心静体松，进入每一戏的意境，摒弃任何思想杂念，沉浸在模仿、想象五禽意境给人带来的感觉，同时呼吸与动作的升降开合自然配合，才能充分体现五禽戏的健身价值，起到愉悦身心、祛病强身、延年益寿的功效。

二十九、虎戏理肝的功理主要体现在哪里？

中医藏象学说认为：肝在体合筋，肝开窍于目，其华在爪，肝具有主疏泄和主藏血两大生理功能。虎戏通过手型（撑掌、虎爪、握拳）的变化和两目（肝窍）的注视，对肝的功能能进行有效的调节。虎举的两臂撑举，牵拉两侧肝经；虎扑的两手沿胆经提拉，均具有疏通肝胆经，调达肝气的功效。脊柱折叠伸展、刚柔相济、内外相合、形神并练，对于调理三焦气血、沟通任督二脉、增强肝脏功能以及五脏六腑全身经脉都有很好的健身、养生作用。

三十、"虎举"时两臂上举下按有什么作用？

两掌举起，提胸收腹，吸入清气；两掌下按，含胸松腹，呼出浊气。一升一降，元气布散全身，使津液滋润脏腑，可疏通三焦气机，调节三焦功能。三焦是中医学的六腑之一，是分布于胸腹腔中的一个大腑，又称"孤府"，三焦即上焦、中焦、下焦。横膈肌以上为上焦，包括心肺；横膈肌以下至脐为中焦，包括脾胃；脐以下为下焦，包括肝、肾、大肠、小肠膀胱。三焦主持诸气，是气机升降出入的通道，具有总司全身气机和气化的功能。

三十一、"虎扑"注重腰脊锻炼，可以起到强腰补肾的作用吗？

中医认为，腰为肾之府。肾乃先天之本，肾是储藏先天之精和先天之气的地方，对于人的生长和生殖发育具有至关重要的作用；肾主一身之阴阳，对维持脏腑阴阳的相对平衡起着重要的调节作用。虎扑通过对腰脊的锻炼，可使肾精肾气充盈，从而达到强身健体之功效。虚步下扑时，先柔后刚，配合快速呼气，气由丹田发出，以气催力，力达指尖，可以激发和振奋命门阳气，增强身体抵抗外邪的能力。

从经络学说的角度来讲，通过虎扑之式，身体前俯、挺胸、塌腰以及脊柱的折叠、伸展、蠕动，对人体的任督二脉具有极好的锻炼效果，使任督二脉得以调整和濡养，促进任督二脉的气血运行，强腰补肾作用显而易见。

三十二、"鹿抵"可以调节命门之气吗？

《黄帝内经·素问·脉要精微论》中曰："腰者，肾之府，转腰不能，肾将惫矣。"这句话告诉我们，腰部活动不灵活，肾脏功能就会受到影响。"鹿抵"时，腰部的侧屈拧转，使整条脊椎充分旋转，并且打开腰脊两侧关节，不仅可以增强腰部的肌肉力量，还可以使腰肾、命门、督脉得到充分锻炼，以此调节命门之气。任脉、督脉均起于胞中，而胞中正是小腹之中心位置，亦即命门和丹田之所在，小腹部的气海、关元以及尾闾，腰脊部的长强[①]、肾俞[②]、腰阳关[③]、命门诸穴都具有培补元气、振奋阳气的功效。尾闾及小腹得到锻炼，引项反顾，目视脚跟，尾闾运转，使命门、任督二脉及全身经气得以牵动调和，起到培本固元的作用。

三十三、为什么"鹿奔"的"背弓"可以调节一身之阳气？

鹿奔动作后坐时，头前伸、背后拱、腹内收、臀内敛，使腰背部得到充分的伸展和拔长，同时内夹尾闾，后凸命门，打开大椎，疏通督脉经气。督脉为一身阳脉之海，故"鹿奔"具有振奋、调节全身阳气的作用。向前成弓步时，舒体松腰，气沉丹田，疏通任脉经气。配合呼吸，身体后坐时吸气，重心前移时呼气，松紧交替，张弛有序，疏通任督两脉，加强先天与后天之气交汇，强化肺主呼吸、肾主摄纳的功能，这对于培补丹田元气、增进健康有着良好的作用。

[①]长强穴：尾骨尖端与肛门连线的中点处。
[②]肾俞穴：第2腰椎棘突下，旁开1.5寸处。
[③]腰阳关穴：第4腰椎棘突下陷凹处。

三十四、脾胃是后天之本，"熊运"如何体现出对脾胃的锻炼？

中医认为脾胃是人体的后天之本，具有受纳与运化功能，是气血生化之源，它把饮食的水谷运化为精微物质，营养全身，人之所养全赖于脾胃，因此脾胃健运则身体强壮。熊躯体粗壮肥大，肌肉发达，四肢有力，与其强大的脾胃运化功能息息相关。熊运模仿熊松静站立的姿态，憨态可掬，晃动丹田，腰腹随之转动，带动两掌划圆摩腹，引导丹田内气运行，可加强脾胃的运化功能；同时固定腰胯，上体做立圆摇晃，向上时提胸收腹，充分伸展腰腹；向下和两胁摇晃时，挤压脾、胃等中焦区域，对腹部消化器官进行均匀、柔和的内按摩，调和肝脾，对于腹胀纳呆、便秘腹泻等消化系统疾病具有良好的防治作用。

三十五、"熊晃"有按摩中焦脾胃的功效吗？

熊晃通过身体左右晃动，挤压腰部胁肋，使两侧肌肉交替松紧开合，意在摩运丹田，作用中焦，促进脾胃的消化吸收功能。挤压时，沉肩垂臂，到位后，腰侧随即放松，并向前转体，紧压和松提交替变化，圆活自然，带动两肩如车轮上下摇转，臂如垂柳，随风摆荡。

熊晃的步法是模仿熊行走的姿势，要求提髋充分，落步沉稳。通过腰侧肌群收缩来牵动大腿，按提髋、起腿、屈膝的先后顺序提腿，力量源起于腹部丹田，加强对腰、腿、膝的锻炼，可起到强腰壮肾的作用。中医认为肾为"先天之本",脾胃为"后天之本",所以肾与脾胃是相互资助、相互依存的。肾的精气有赖于水谷精微的培育和充养,才能不断充盈和成熟,而脾胃转化水谷精微则必须借助于肾阳的温煦,故有"非精血无以立形体之基,非水谷无以成形体之壮"的说法。落步要求全脚掌着地,踝、膝关节放松,使身体作用于地面的力量,反作用向上传至髋关节,沉稳厚重,具有活气血、疏经络、健脾胃、强内脏的功效。

三十六、"猿提"如何体现健心作用？

中医认为,心有主血脉、主藏神的生理功能。心主血脉,指心有推动血液在脉管中运行、流注全身,以发挥濡养脏腑组织的作用。猿提要求配合逆腹式呼吸,逆腹式呼吸就是吸气时腹部内收,呼气时自然放松,再配合提肛,可以强壮脏腑。吸气时,体内先天之气由腹提至胸,同时自然界的后天清新之气吸入胸中,两气交汇融合,吐故纳新,起到练气养心的作用。在形体上,两掌上提时,缩项、耸肩、团胸、收腹、提肛,挤压胸腔和颈部；两掌下按时,伸颈、沉肩、舒胸松腹、落肛,舒扩胸腔和颈部,可起到按摩心脏、改善脑部供血、增强心主血脉和肺主呼吸的功能。

两手在体前由手掌快速变为猿钩,可牵动、调节手三阴和手三阳的经气,增强神经—肌肉反应的灵敏性。提踵直立,可以增强腰腿部力量,提高肢体的平衡能力。转头盼望与小脑的协调功能也是密切相关的。

三十七、为什么练习"猿摘"对身心锻炼是全面性的?

猿摘是五禽戏功法中最复杂的一个动作。手型有猿钩、按掌、握固、托捧等,步型有弓步、丁步、后点步、虚步等,身型有团缩、舒放、挺拔等,步法有前进、后撤等,连眼神都要左顾右盼,动作完成各部位协调一致。动作速度快慢相间,变化起落分明,肢体张弛有序,呼吸、眼神紧密配合,内外高度合一,注意力集中在每一个动作上,进入猿猴寻物、跃起、采摘、捧桃的意境,表现出悠悠自得的愉悦心情。手指变化属精细运动,在大脑皮层运动中枢中占有区域较大,因此手型多变,具有健脑作用。俗话说:"十指连心。"每根手指都有经络经过,手三阴经、手三阳经在手部交汇,并连通五脏六腑,起到疏通经络、调和气血的作用。因此说,猿摘对身心的锻炼是全面性的。

三十八、"猿摘"中为什么要选用"握固"?

握固是健身气功锻炼中的一种手型,一般是将大拇指,指尖抵掐无名指的根部,再屈曲其余四指,稍施力握紧。这一手型被广泛运用于健身气功功法中,如易筋经中的青龙探爪,八段锦中的攒拳怒目增气力,十二段锦的冥心握固等动作,五禽戏的猿摘动作中也选用了握固手型。"握固"源自《道德经》第五十五章中的"骨弱筋柔而握固"。后人所指握固,即"握手牢固"(《寿世传真》)。古人对握固方法的描述有,"握固者,如婴儿之卷手,以四指押大拇指也"

"握固法，屈大拇指于四指下而把之"（《养性延命录·导引按摩篇第五》）。《养性延命录》中对握固的作用明确指出："此固精明目，留年还魂之法，若能终日握之，邪气百毒不得入。"因此一般认为练功时握固，有助于宁心安神，免受外界干扰，具有汇聚精气、返老还童、养性延年的作用；平时经常撮固，可以固精明目，抵御外界邪气侵害，增强人体免疫能力。猿摘时，上步伸臂摘果，屈腕撮钩，蕴含汇聚采集天地精华之气，"握固"将其锁定，引入体内，调畅气血，培补元气，延年益寿。

三十九、"鸟伸"是如何起到疏通任督两脉作用的？

中医认为：任脉总任一身之阴经，调节阴经气血，为"阴脉之海"，它循行于胸腹部正中线；督脉总督一身之阳经，调节阳经气血，它主要循行于腰背部正中线，六条阳经均与督脉交会于大椎，故被称为"督脉之海"。

鸟伸动作两臂上举时，肩颈部要求"寒肩缩项"，就是要以督脉的大椎穴为中心，两肩胛上缘充分内夹，缩项松颈，三线聚于一点，同时挺胸、塌腰、撅臀、翘尾闾、提会阴，引丹田之气，循督脉而上，此动作有提升汇聚人体阳气之功效；按掌向下时，舒体松腰，经气沿任脉而下，回归丹田；继两臂后摆、展体抬腿，亦有疏通任督二脉的异曲同工之妙；根据动作的升、降、开、合，配合呼吸，重心向上时吸气，下落时呼气，松紧交替，张弛有序，不仅可疏通任督两脉，而且可加强先天与后天之气交会，强化肺主呼吸、肾主摄纳的功能。

四十、"鸟飞"可以显著提高心肺功能吗？

肺主气，司呼吸；心主血脉，心藏神。肺和心之间的关系主要体现在气与血之间的关系，即"气为血之帅，血为气之母"。

鸟飞是模仿白鹤空中飞翔的姿势，两臂犹如鹤翅，展翅飞翔，上下翻飞，翱翔天空。两臂的上下开合运行，配合呼吸，对胸腔进行舒张和挤压，可提高胸腔压力，扩大胸腔容积，按摩心肺脏器，增强血氧交换能力，显著改善心肺功能。同时，两臂的开合刺激云门、中府等穴位，鸟翅时拇指、食指的上翘紧绷，牵动手太阴肺经，使经气流通加强，气血升降有序，气机得以畅通，宣肺理气功能明显。中医认为，"肺为气之主，肾为气之根"。肺不仅主呼吸之气，还主一身之气。通过肺对气的宣发和肃降，完成水道通调和助心行血。"肾为气之根"指呼吸的深度与肾对气的摄纳功能有关，通过深、长、细、匀的逆腹式呼吸调节，强化肺主呼吸的功能。由于肾藏先天元气，致使心肾相交，水火既济，使肾脏功能加强，元气得以培补。

参考文献

［1］庄子今注今译［M］.陈鼓应，译注.北京：中华书局，2014.

［2］淮南子［M］.陈光忠，译注.北京：中华书局，2012.

［3］吕氏春秋［M］.张双棣，张万彬，殷国光，等，译注.北京：中华书局，2016.

［4］竹书纪年［M］.方诗铭，王修龄，校注.上海：上海古籍出版社，2005.

［5］陈寿.三国志［M］.裴松之，注.上海：上海古籍出版社，2016.

［6］范晔.后汉书［M］.上海：上海古籍出版社，2012.

［7］葛洪.宋本抱朴子内篇［M］.北京：国家图书馆出版社，2017.

［8］黄帝内经［M］.姚春鹏，译注.北京：中华书局，2014.

［9］陶弘景集.养性延命录校注［M］.王家葵，校注.北京：中华书局，2014.

［10］周仲英.中医古籍珍本集成气功养生卷［M］.长沙：湖南科学技术出版社，2014.

［11］董沛文.成仙秘方五十种·福寿丹书·万寿仙书气功图谱［M］.北京：宗教文化出版社，2014.

［12］邓球柏.白话易经［M］.北京：人民出版社，2012.

［13］说文解字［M］.汤可敬，译注.北京：中华书局，2018.

［14］圣济总录［M］.郑金生，校点.北京：人民卫士出版社，2013.

［15］王阳明.传习录注疏［M］.邓艾民，注.上海：上海古籍出版社，2015.

［16］管子［M］.房玄龄，注.刘绩，补注.刘晓艺，校点.上海：上海古籍出版社，2015.

[17] 胡耀贞，等.五禽戏［M］.北京：人民体育出版社，1963.
[18] 五禽戏编写小组.五禽戏［M］.北京：人民体育出版社，1978.
[19] 梁士丰.自发"五禽戏"动功［M］.广州：广东人民出版社，1981.
[20] 焦国瑞.气功养生学概要［M］.北京：人民体育出版社，1984.
[21] 张柯，董文成.华佗五禽戏行功歌诀详解［M］.沈阳：辽宁科学技术出版社，1986.
[22] 周稔丰，李自然.气功康复养生精要［M］.天津：天津科学技术出版社，1987.
[23] 张荣明.中国古代气功与先秦哲学［M］.上海：上海人民出版社，1987.
[24] 马济人.中国气功学［M］.西安：陕西科学技术出版社，1988.
[25] 王卜雄，周世雄.中国气功学术发展史［M］.长沙：湖南科学技术出版社，1989.
[26] 阎海，马凤阁.中国传统健身术［M］.北京：人民体育出版社，1990.
[27] 虞定海，吴京梅.中国传统保健体育［M］.上海：上海科学技术出版社，1990.
[28] 施杞.中国养生全书［M］.上海：学林出版社，1990.
[29] 国家体委体育文史工作委员会，中国体育史学会.中国古代体育史［M］.北京：北京体育学院出版社，1990.
[30] 沈寿.导引养生图说［M］.北京：人民体育出版社，1992.
[31] 沈鹤年.中国医学气功学［M］.合肥：安徽科学技术出版社，1994.
[32] 吴志超.导引养生史论稿［M］.北京：北京体育大学出版社，1996.
[33] 张君房，纂辑.云笈七签［M］.蒋力生，等，校注.北京：华夏出版社，1996.
[34] 汤一介.道学精华［M］.北京：北京出版社，1996.
[35] 刘时荣.华佗五禽剑［M］.北京：人民体育出版社，1997.

［36］郭林新气功研究会.郭林新气功［M］.北京：人民体育出版社，1999.

［37］丁继华，等.中国传统养生珍典［M］.北京：人民体育出版社，1999.

［38］虞定海.中国传统保健体育与养生［M］.上海：上海科学技术出版社，2001.

［39］吴志超.导引健身法解说［M］.北京：北京体育大学出版社，2002.

［40］国家体育总局健身气功管理中心.健身气功·五禽戏［M］.北京：人民体育出版社，2003.

［41］国家体育总局健身气功管理中心.健身气功·易筋经［M］.北京：人民体育出版社，2003.

［42］国家体育总局健身气功管理中心.健身气功·六字诀［M］.北京：人民体育出版社，2003.

［43］国家体育总局健身气功管理中心.健身气功·八段锦［M］.北京：人民体育出版社，2003.

［44］梁恩贵，魏燕利.五禽戏之文献传存与功法流变新考［J］.宗教学研究，2012（2）.

［45］国家体育总局健身气功管理中心.健身气功二百问［M］.北京：人民体育出版社，2007.

［46］国家体育总局健身气功管理中心.健身气功知识荟萃［M］.北京：人民体育出版社，2014.

［47］国家体育总局健身气功管理中心.健身气功常用词汇手册［M］.北京：高等教育出版社，2012.

［48］国家体育总局健身气功管理中心.健身气功·五禽戏七日练［M］.北京：人民体育出版社，2014.

［49］国家体育总局健身气功管理中心.健身气功社会体育指导员培训教材［M］.北京：人民体育出版社，2007.

［50］王言群.新编健身气功的理论构建［M］.北京：北京体育大学出版社，2009.

［51］国家体育总局健身气功管理中心.四种健身气功健身效果研究［M］.北京：人民体育出版社，2007.

［52］邱丕相，虞定海.中国传统体育养生学［M］.北京：人民体育出版社，2009.

［53］虞定海.传统体育养生教程［M］.北京：高等教育出版社，2011.

［54］彭春政.青少年体质健康教育的理念与方法探究［M］.北京：中国书籍出版社，2015.

附录一　人体经络穴位图

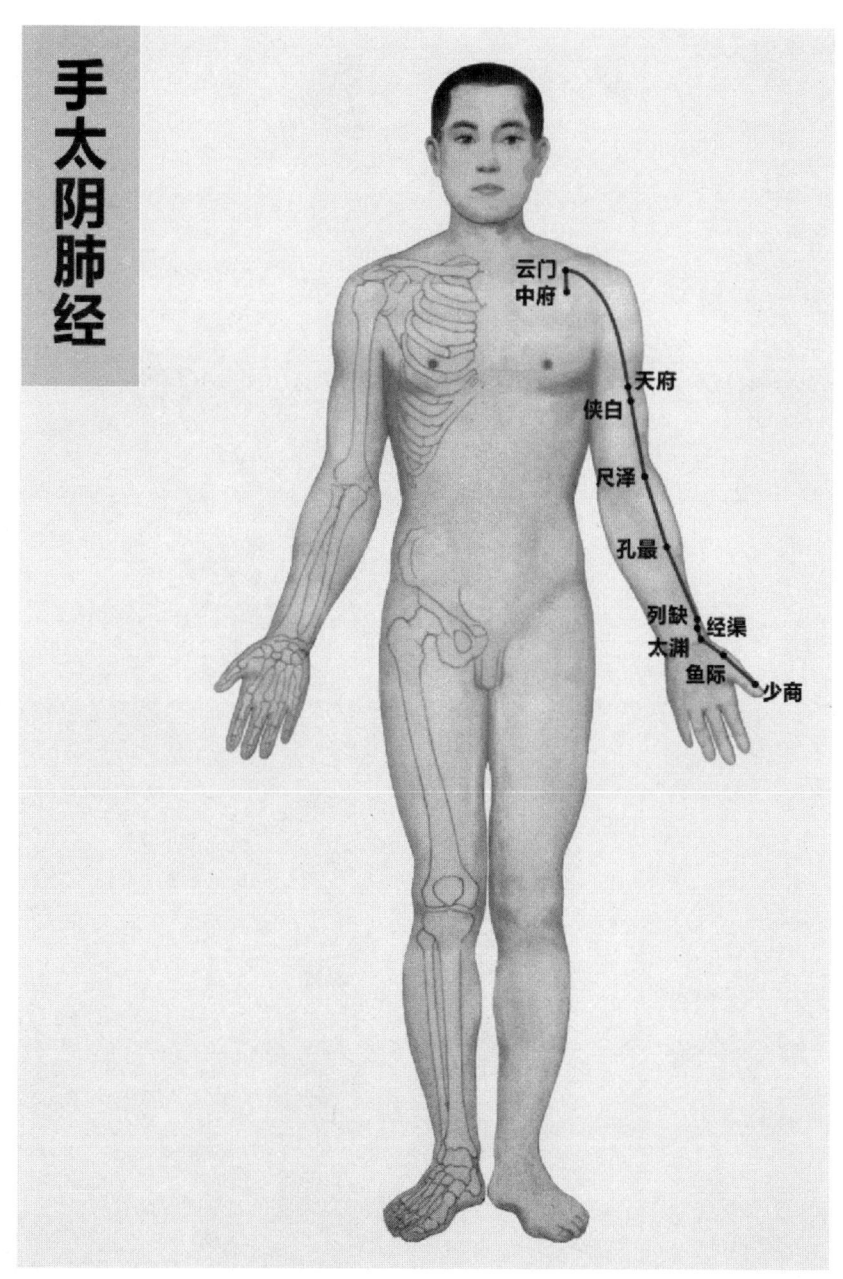

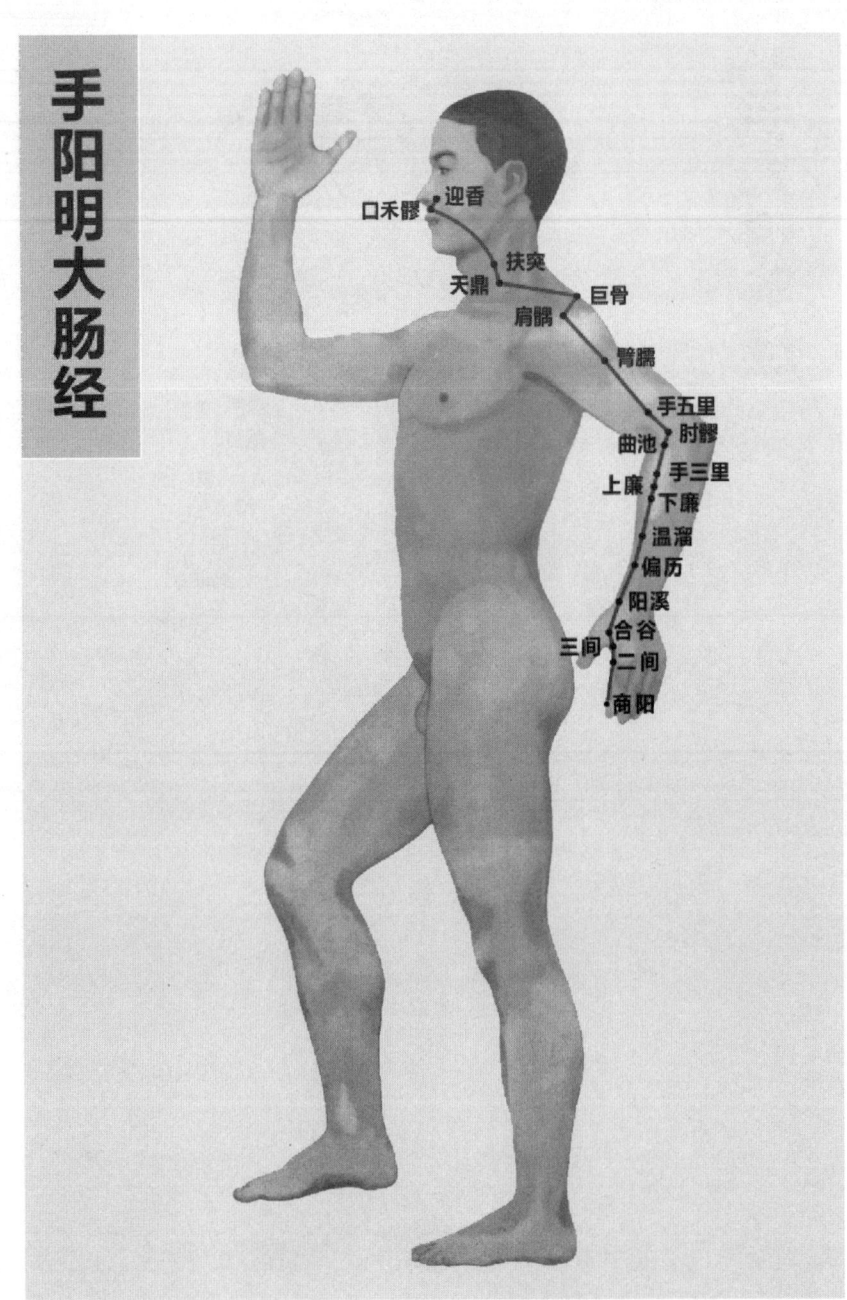

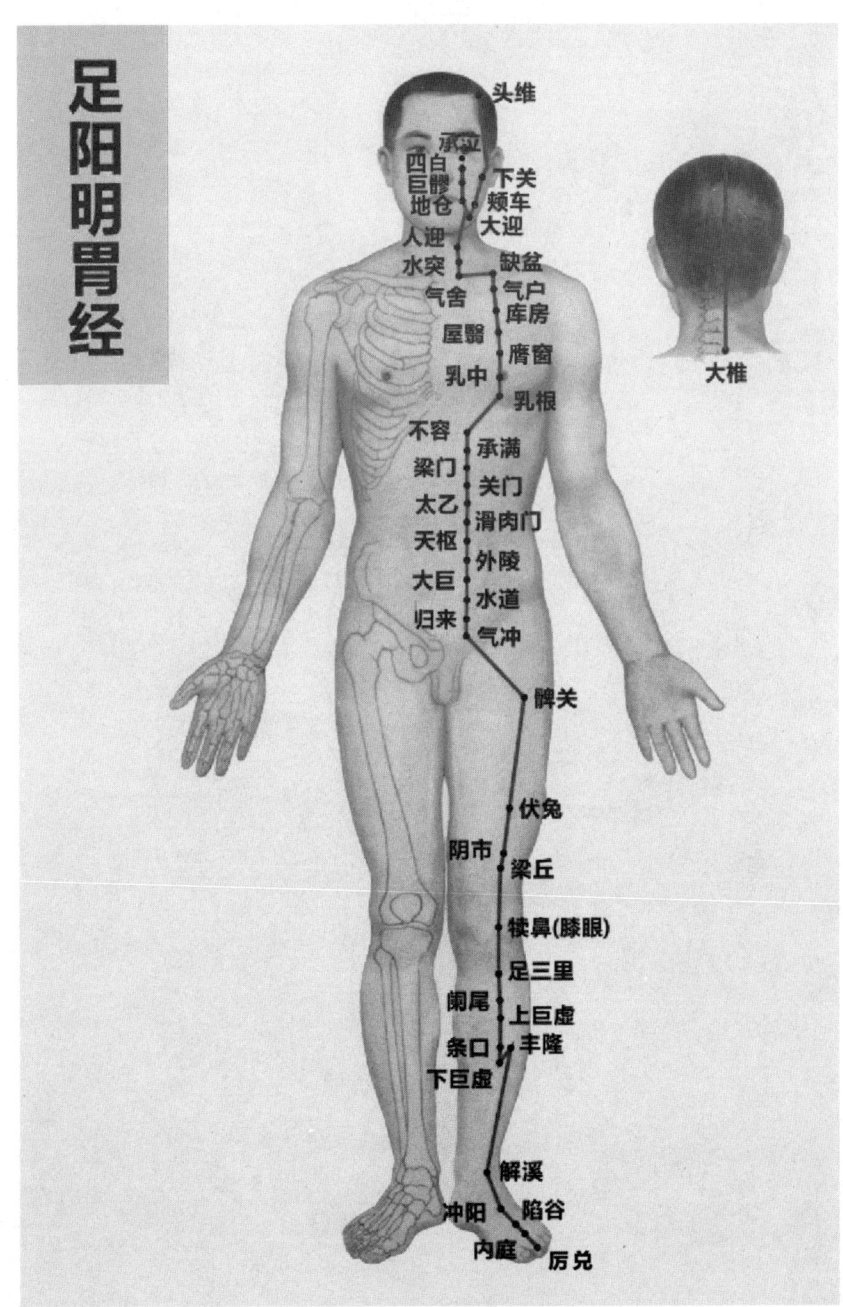

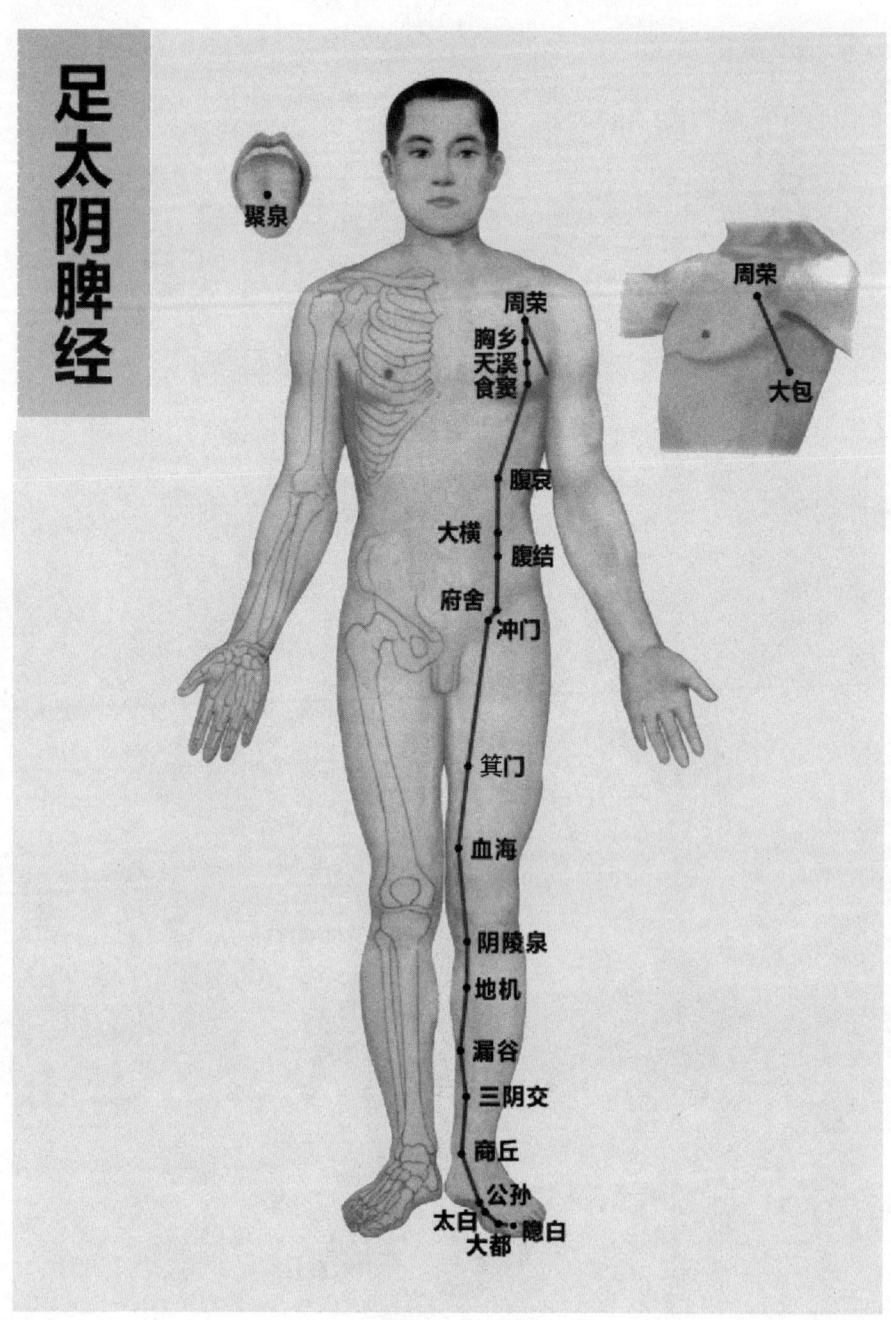

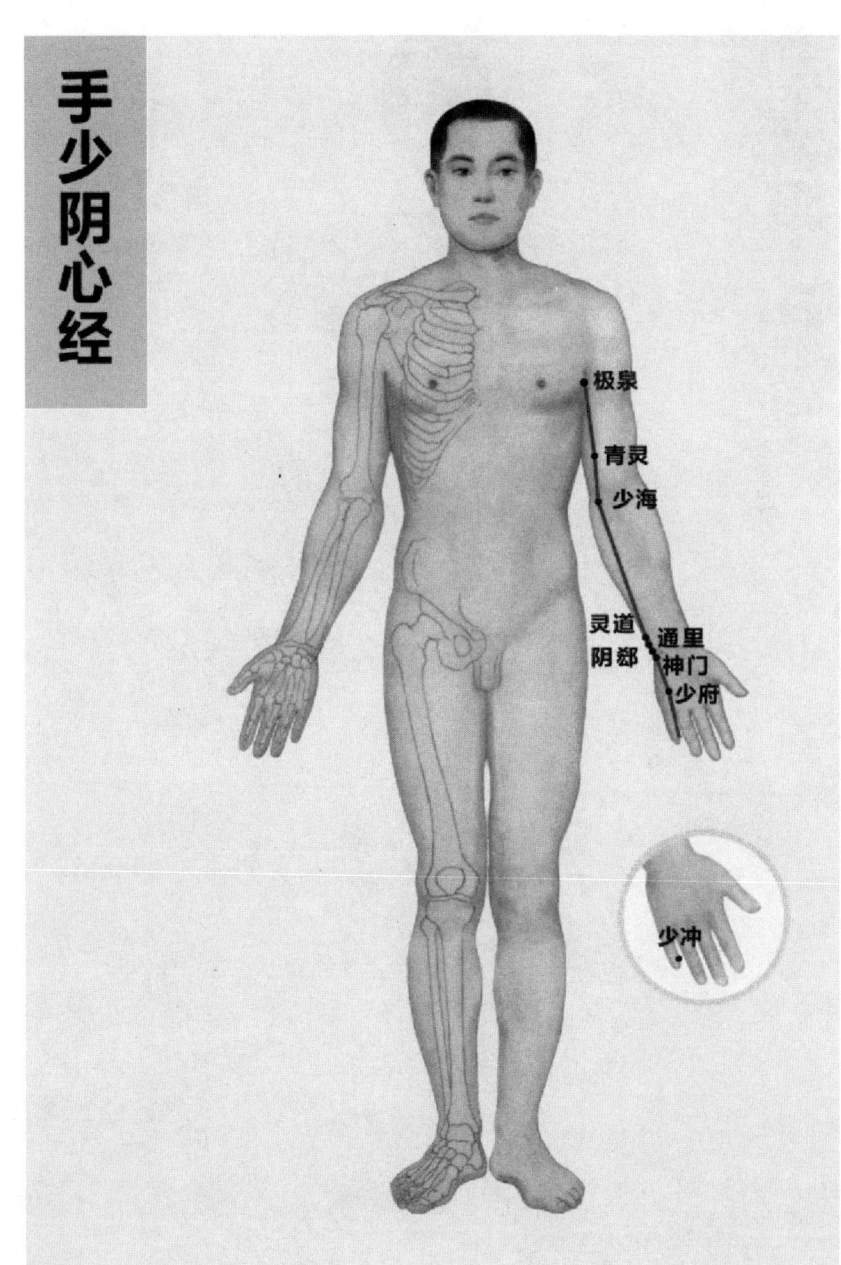

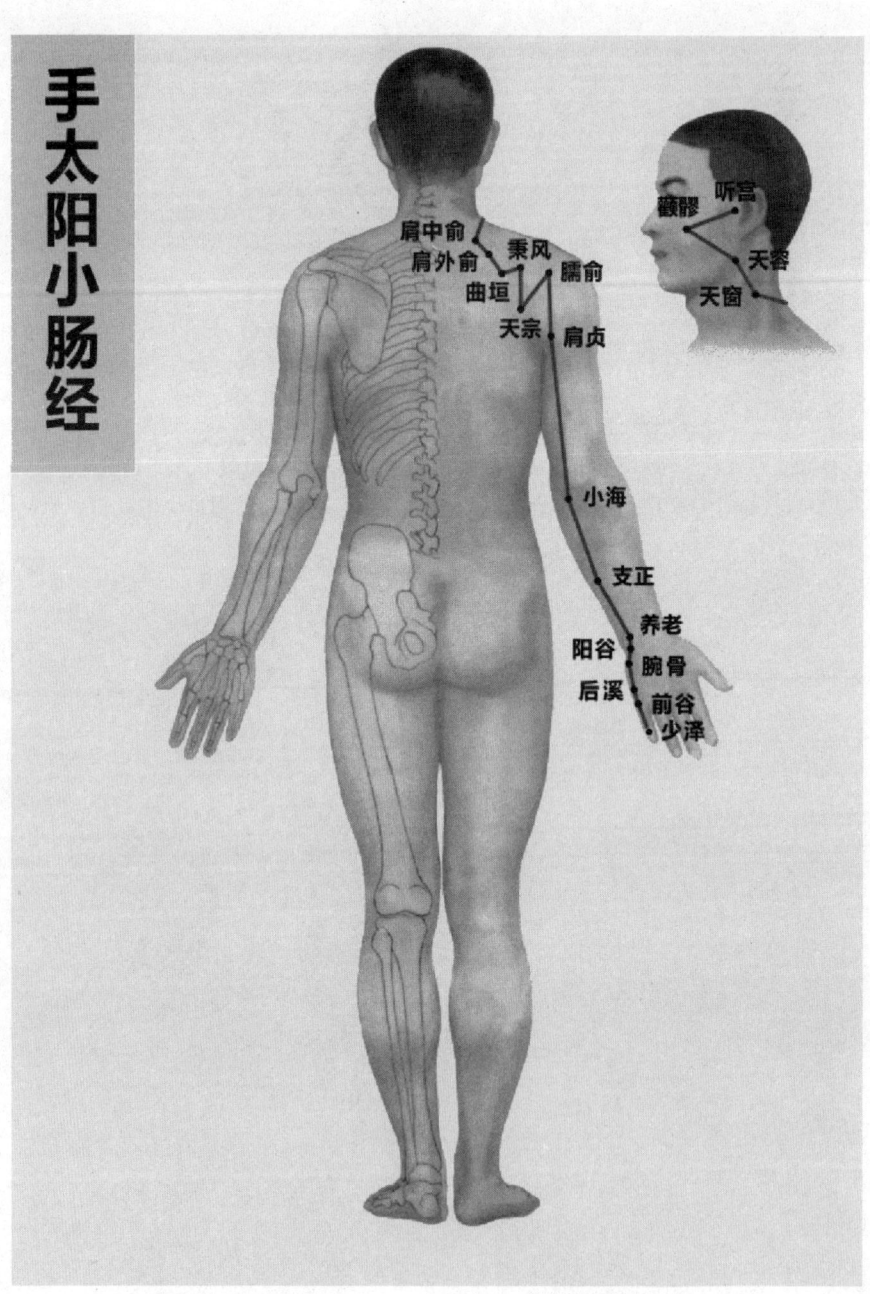

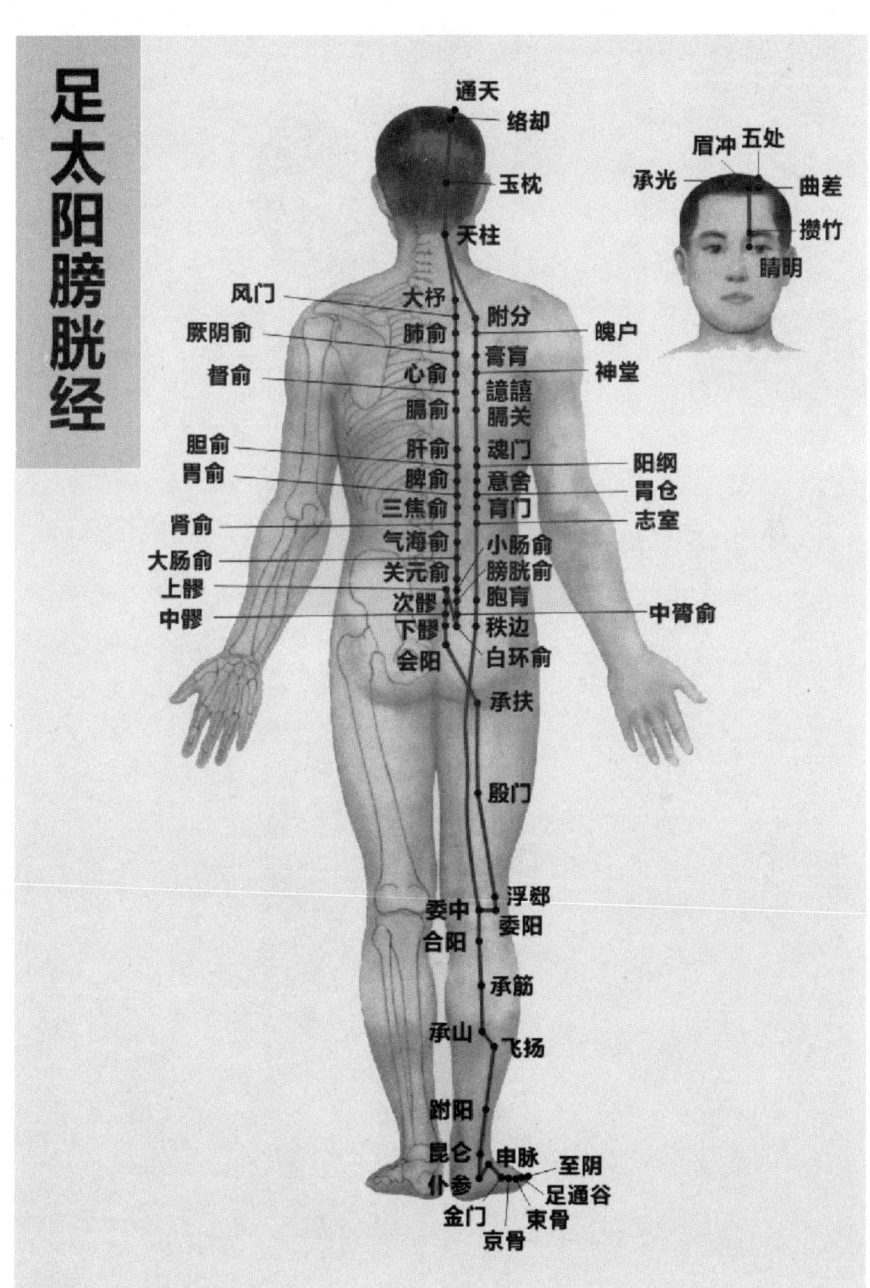

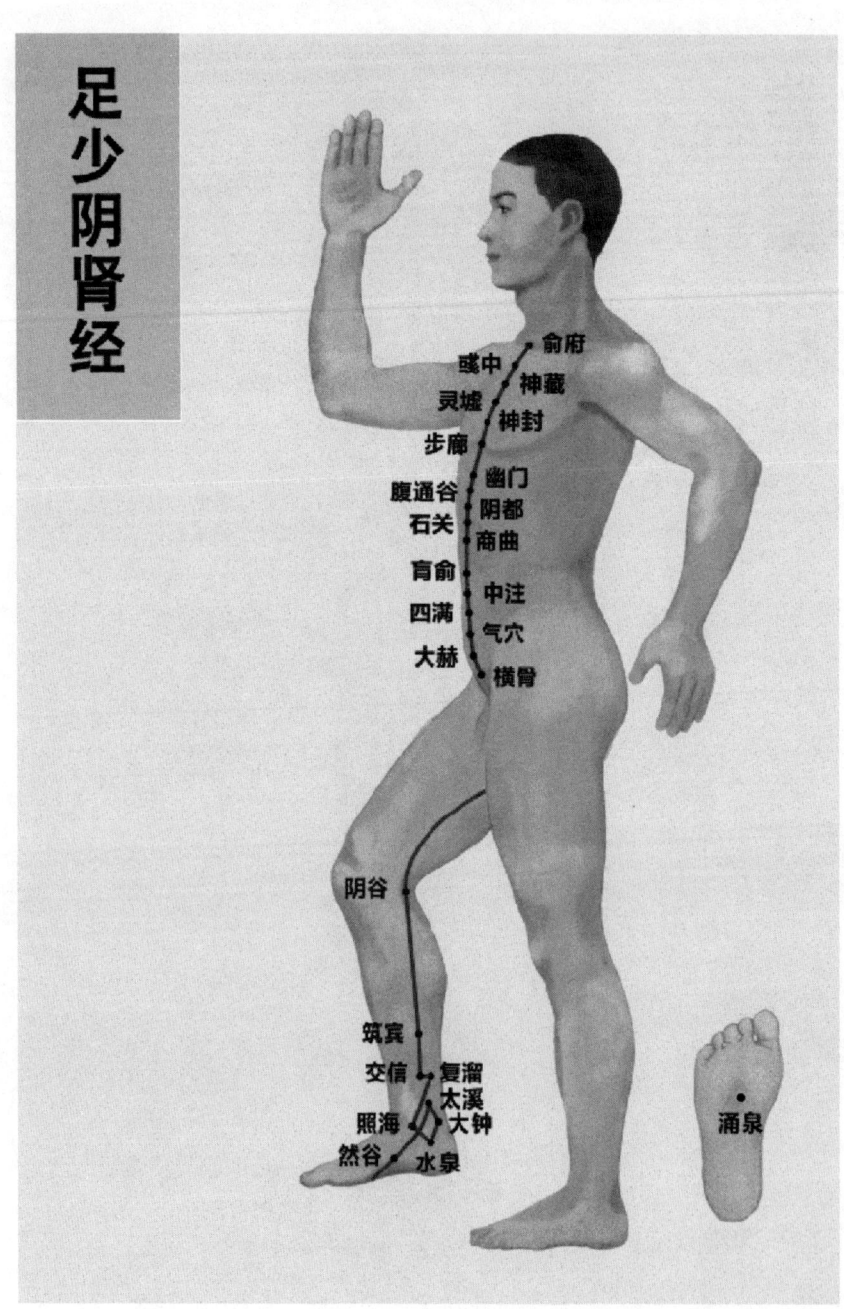

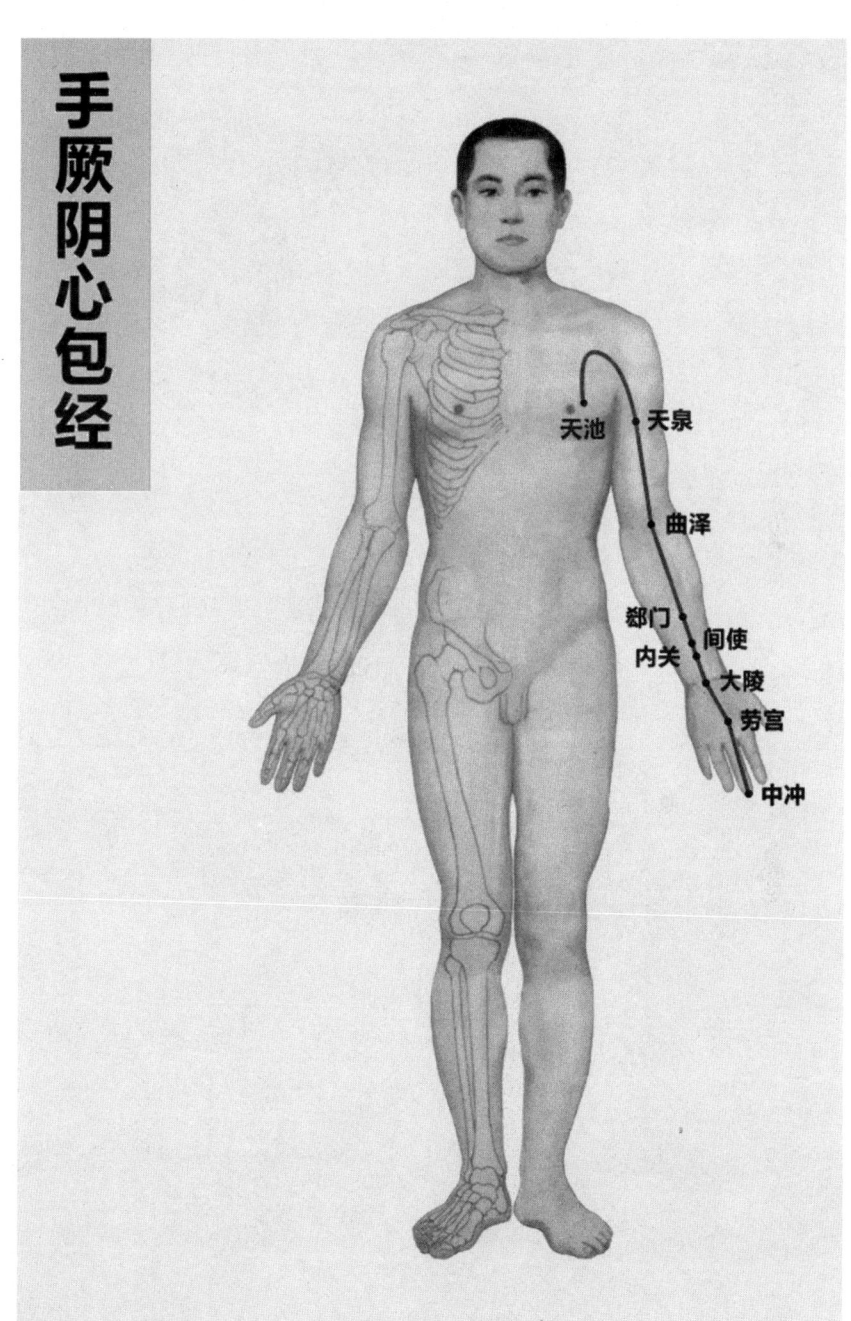

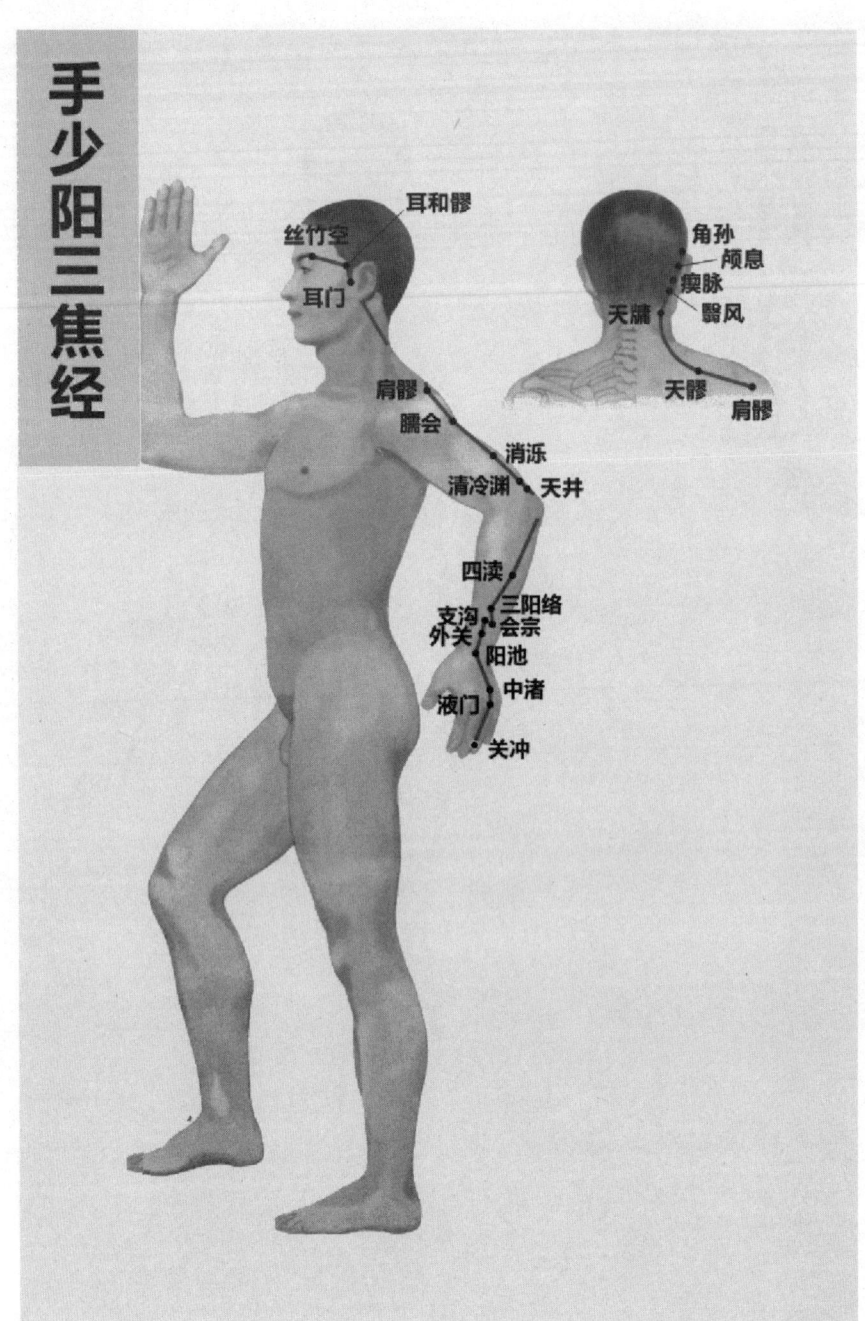

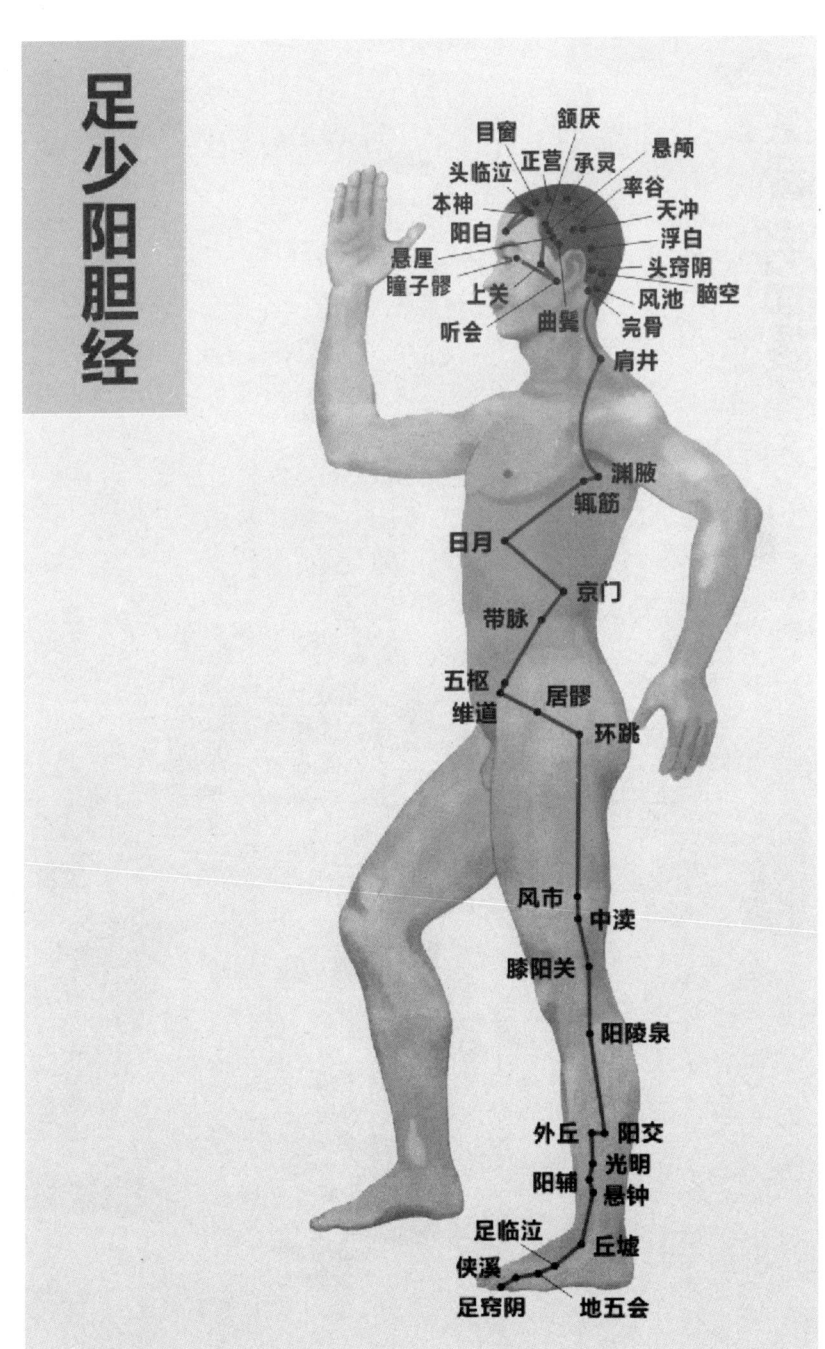

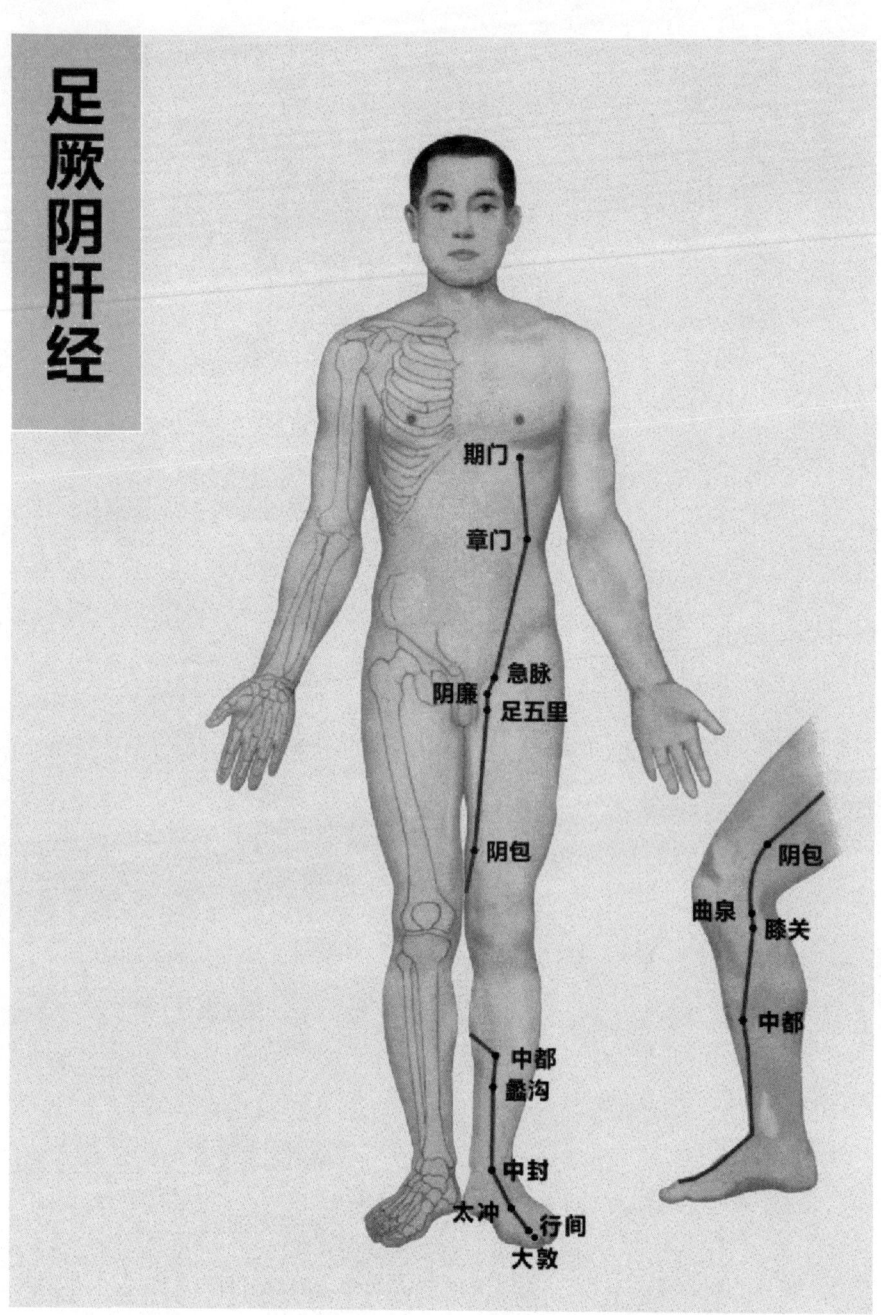

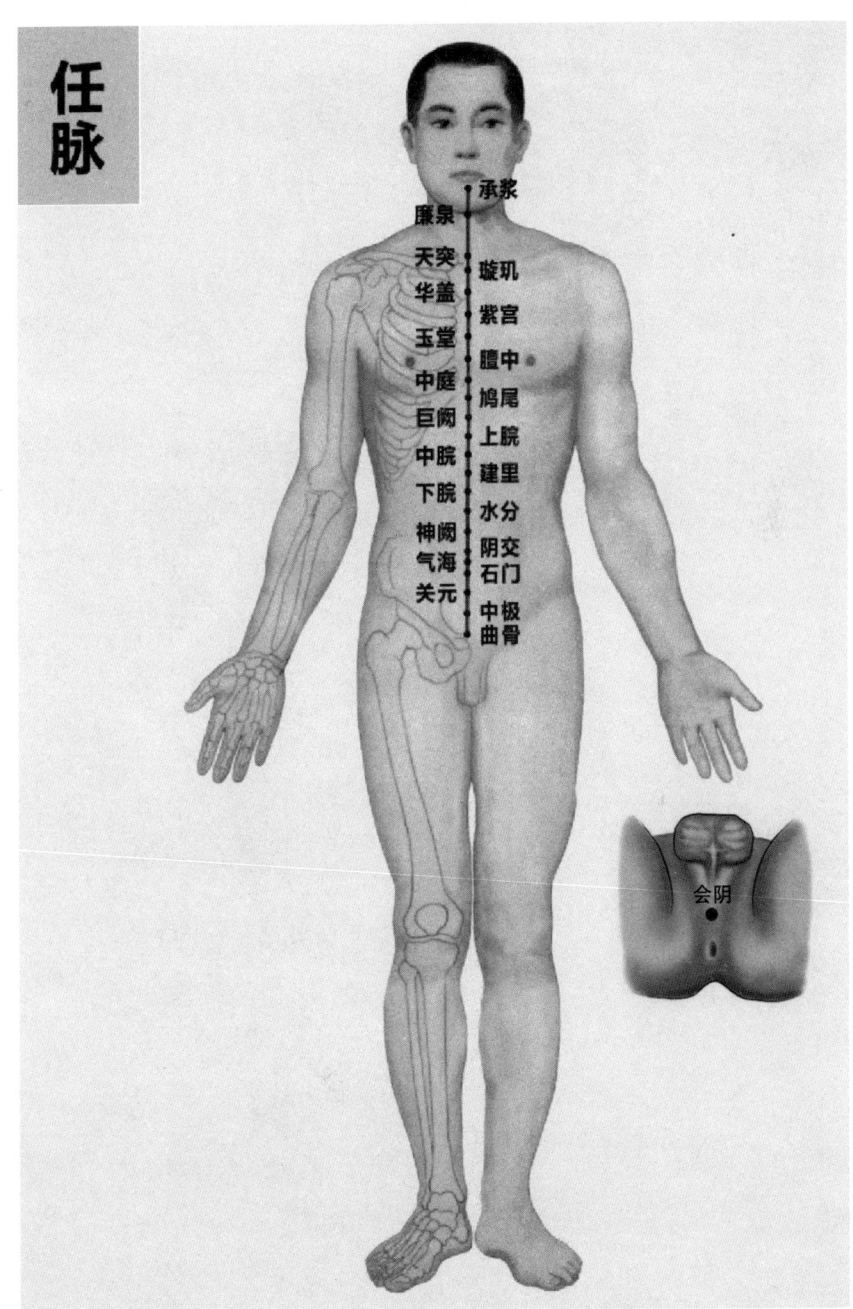

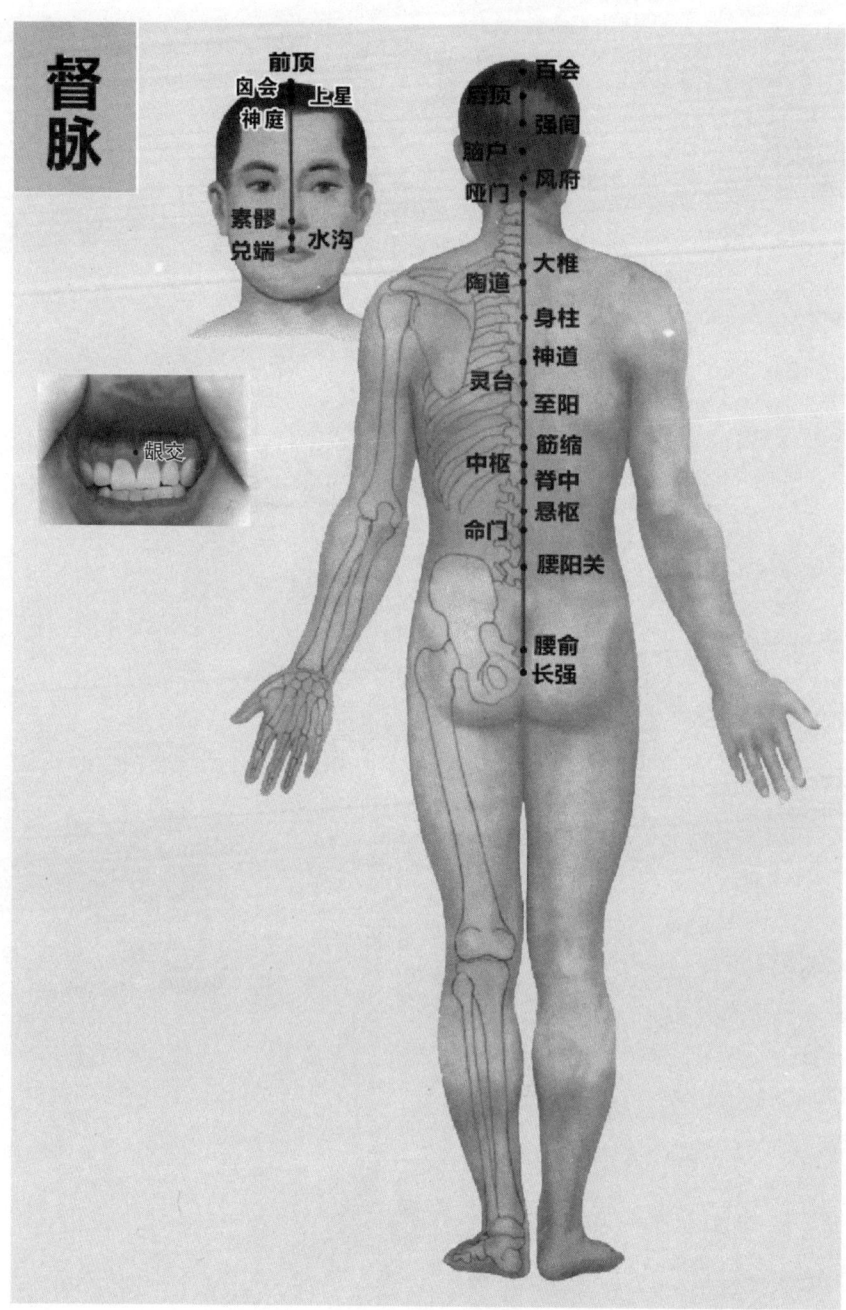

附录二 人体脏腑图

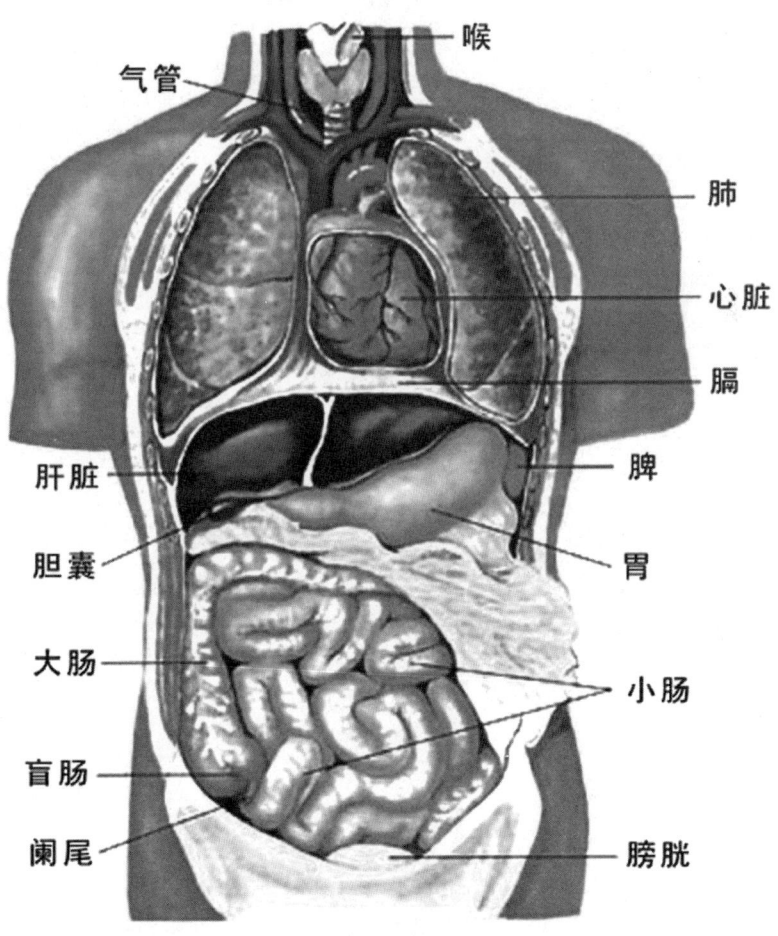

附录三　人体浅层肌肉图

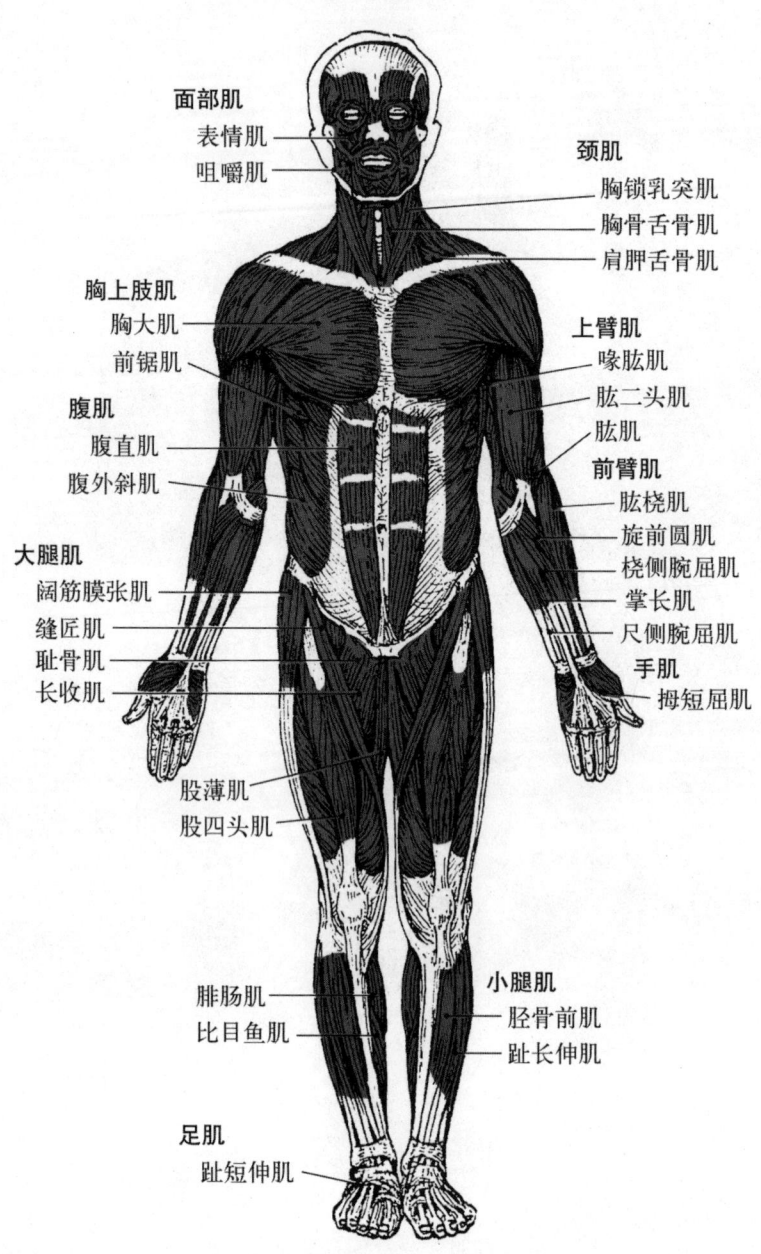

全身浅层肌肉（前面）

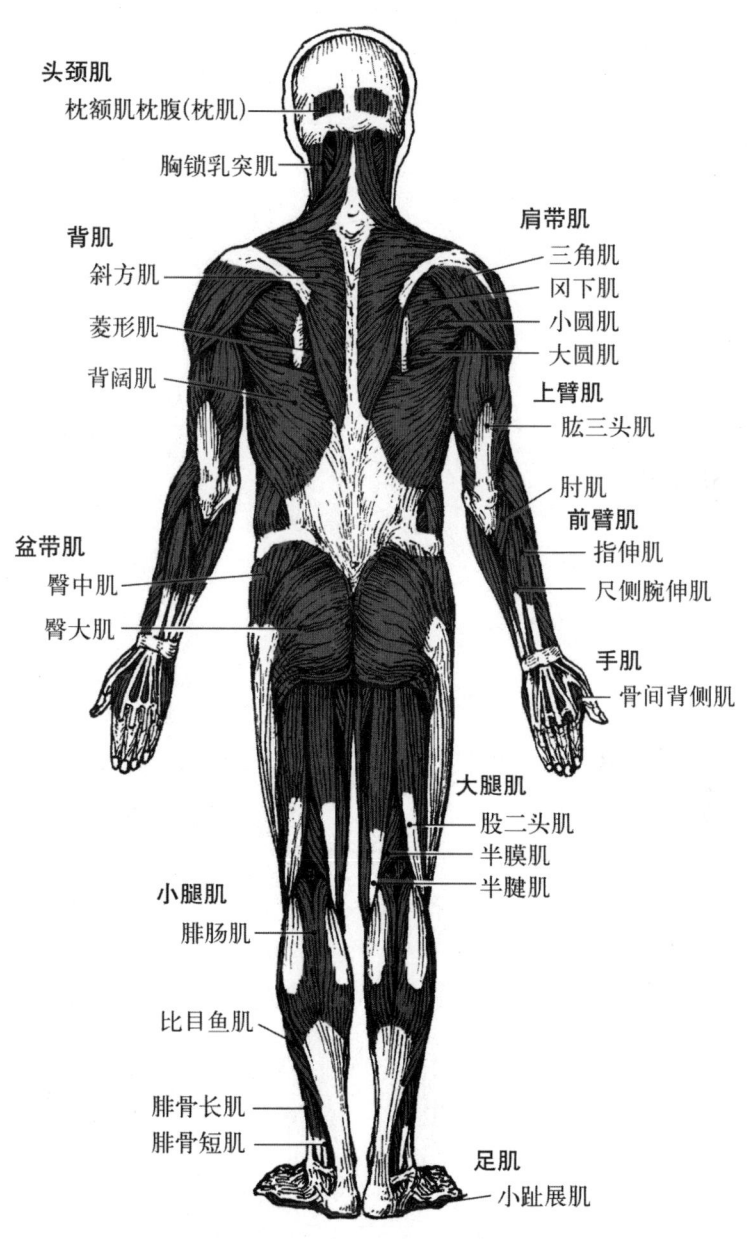

全身浅层肌肉（背面）

附录四 人体骨骼图

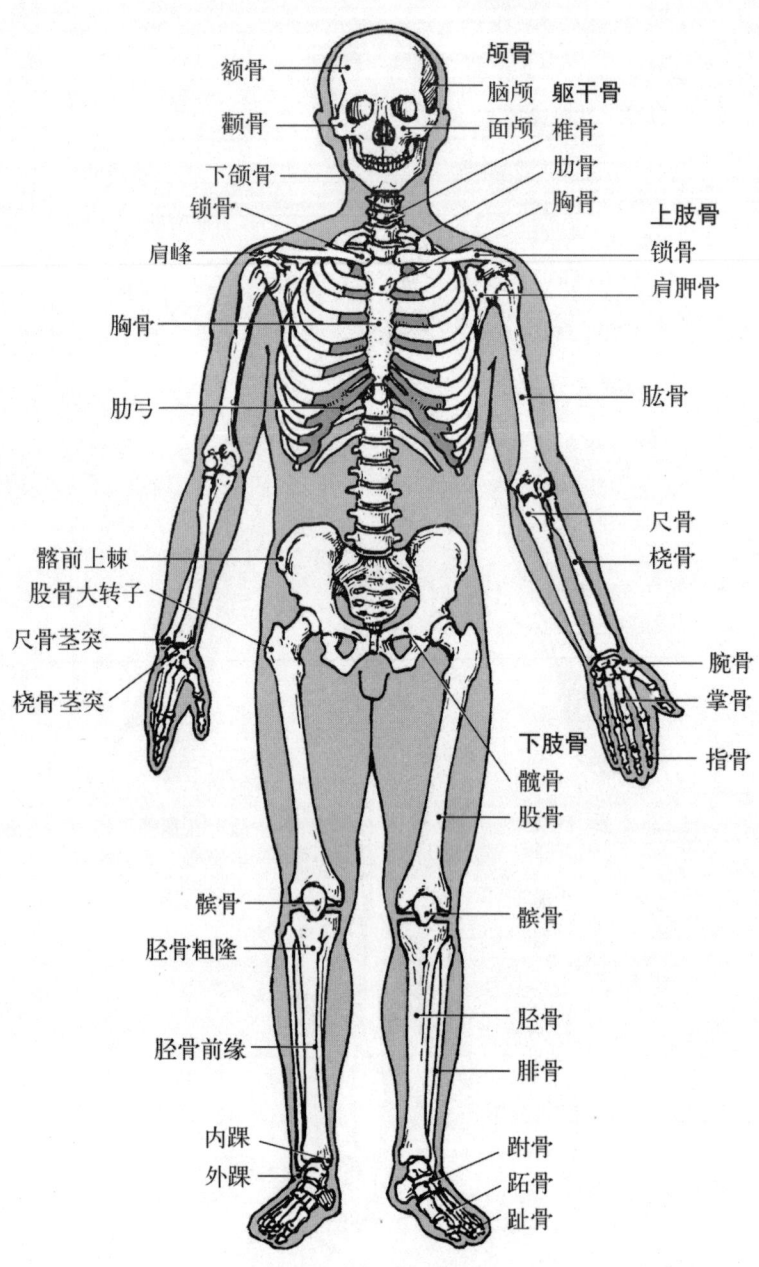

全身骨骼（前面）

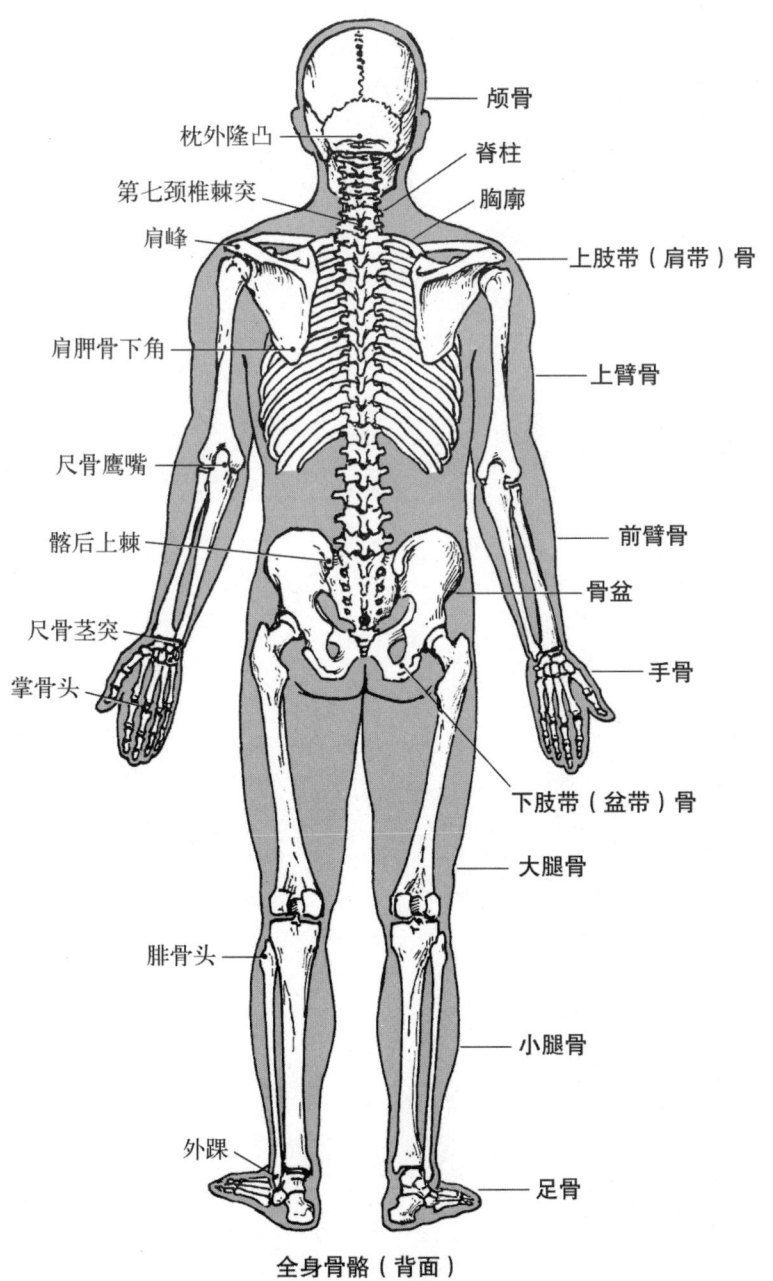

全身骨骼（背面）

227